COURS

DE MIASMATIQUE,

TRADUIT DE LA NATURE;

Par M. BRESSY, d'Arpajon.

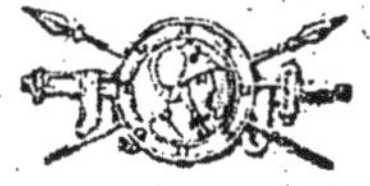

PARIS,

CHEZ LEVRAULT, LIBRAIRE,

RUE DE LA HARPE, Nº 81.

—

1832.

Td 51 48

COURS

DE MIASMATIQUE,

TRADUIT DE LA NATURE.

COURS

DE MIASMATIQUE,

TRADUIT DE LA NATURE;

PAR M. BRESSY, D'ARPAJON.

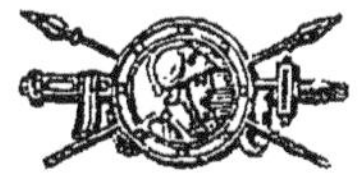

PARIS,

CHEZ LEVRAULT, LIBRAIRE,

RUE DE LA HARPE, N° 81.

—

1832.

COURS

DE MIASMATIQUE,

TRADUIT DE LA NATURE.

INTRODUCTION.

Voulant traiter de la miasmatique, j'ai été contraint de créer une science. Créer une science, c'est faire une langue. Cette langue inconnue, doit être apprise en entier, avant d'en contester les élémens ; ce ne sera qu'après qu'on aura bien étudié mon Cours, qu'on sera à même de relever les imperfections de cette nouvelle langue et d'admettre les vérités qu'elle manifeste.

Buffon a pressenti l'existence d'un quatrième règne. Il y a, dit-il, des êtres qui ne sont ni animaux, ni végétaux, ni minéraux, et qu'on tenterait vainement de rapporter aux uns ou aux autres : tels sont les polypes d'eau douce, qu'on peut regarder comme faisant la nuance

1

entre l'animal et le végétal, et considérer comme le dernier animal et la première des plantes. Aussi quels furent les doutes et les incertitudes de M. Trembley, pour reconnaître si ce polype était un animal ou un végétal.

MM. Prévost et Decandole auront eu le même embarras, pour décider à quel règne appartenaient les uredo de la carie, de la rouille, et du charbon des céréales.

M. Decandolle et autres grands botanistes ont découvert que l'organisation des champignons était différente de celle des végétaux, qu'ils n'avaient point d'organes de la copulation, ni vaisseaux, qu'ils n'avaient que des cellules. D'après leurs observations, ils ne devraient pas prendre rang parmi les végétaux. Les botanistes ne se sont pas cru mission d'éliminer de ce règne, sans nécessité, les êtres qui y sont de discordans. Il n'y a qu'un but de grande utilité qui puisse légitimer cette élimination, appuyé sur une méthode qui avance la science. Cette méthode je l'ai trouvée, elle sert de base à la miasmatique; aussi entré-je en matière en ajoutant un quatrième règne aux trois qui renferment toutes les productions de la terre. Ce règne comprend les êtres vivans qui forment les miasmes putripares, par lesquels ils sont propagés, ou peuvent l'être par eux. J'ai extrait des autres règnes, les miasmaphores qui y étaient confondus, pour les réunir par la conformité de leur propagabilité. Il est nécessaire d'accueillir cette classification, pour sortir la contagion des ténèbres qui cachent l'artifice de sa communication, et l'action locale de l'infection.

Je conduirai mes lecteurs dans un monde nouveau ; quoique pilote inhabile et peu renommé, ils doivent se confier à moi qui seul ai parcouru cette région ténébreuse ; à mon exemple, et par mes investigations, quelques-uns d'entre eux en feront des nouvelles, qui éclairciront ce que j'ai laissé d'incertain.

PREMIÈRE PARTIE.

Miasmes fixes.

CHAPITRE PREMIER.

Du Règne pulvinal.

Aucun des êtres vivans ne se multiplie autant, ni aussi rapidement que les cryptogames ;
cependant malgré les grands progrès que les
sciences ont faits, on ignore encore le mode
de reproduction des êtres innombrables qui
composent cette classe ; parce que les savans les
ont maintenus dans le règne végétal , quoiqu'ils
leur refusent les caractères des vrais végétaux.
Les cryptogames sont des monstres qui se propagent par des miasmes putripares ; j'ai ren-
fermé ces monstres réels dans le règne pulvinal.

Les caractères distinctifs des pulvinaux, sont
de n'avoir ni vaisseaux , ni sexe, ni organe de
la copulation, d'être procréés par des miasmes
fixes blancs et par des miasmes volatils jaunes,
rouges et noirs. Ces miasmes ne sont ni minéraux , ni végétaux, ni animaux ; ils provien-

nent d'une classe d'êtres vivans extrêmement
nombreuse, souvent produits eux-mêmes spontanément par des semences dégénérées , au
moyen du travail de la fermentation fongueuse
et de la putréfaction urédinée.

Les pulvinaux sont confondus dans le règne
végétal ; en les laissant dans ce règne il faudrait les ranger dans la miasmogénésie, non
dans la cryptogamie , parce qu'ils ont une organisation et une reproduction sans rapports avec
les végétaux. La clarté et l'harmonie des sys-
tèmes botaniques, ont besoin que les pulvinaux
soient éliminés du règne végétal , pour donner
un accord parfait à toutes leurs parties, et pour
procurer à la médecine une connaissance
exacte des agens de la contagion.

Pour produire un pulvinal , il faut , comme
ce mot l'indique , une couche que j'appelle
pulvinar , dans la couche un humus que je
nomme *pulvin.* Le règne pulvinal renferme
les champignons, les mousses , les lichens ,
les conferves , les poils, les cheveux , les laines,
le duvet , les plumes , les ongles , les cornes ,
les éruptions varioliques, pourprées, ictérodes,
noires des pestes , les polypes carcinomateux ,
les fongus , les squirres , les carcinomes , les

tubercules pulmonaires , les tubercules céré-
braux et les aphthes.

§. *De la différence de la couche au pulvinar.*

La matière de la couche n'est pas nécessaire
ni essentielle à la production de la plante qui
croît et vit au-dessus , au lieu que le pulvinar
est indispensable à l'existence du pulvinal. C'est
dans le terreau qui recouvre la couche , que
les plantes poussent et se nourrissent. La litière , le fumier , le tan et les feuilles mises en
couche , sont des réchauds qui peuvent être
remplacés par des tuyaux de chaleur, au degré
favorable à une végétation précoce des plantes
qu'on cultive au-dessus d'elle : d'où il suit que
par la loi de la nature , la seule couche à champignon est un pulvinar. Ce mot est d'autant
mieux approprié à la production des pulvinaux ,
que les latins appliquaient *pulvinus* à toute espèce de matières. Un pulvinar est un lit de substances propres à la formation et à la nutrition
d'un être spécial , sans lequel cet être ne saurait exister. Un arbre, une souche , une pierre
en fermentation , sont des pulvinars.

La couche incube des graines desquelles pous-

sent des jeunes sujets qui continuent de végé-
ter, quoique transplantés dans un terrain de
qualité opposée; tandis que le pulvinar fait germer les miasmes, seul il pourvoit et peut
pourvoir au développement des pulvinaux qui
ont pris naissance en lui.

CHAPITRE II.

Distinction des Miasmes.

Il y a quatre genres de miasmes; les miasmes
de la vie, les miasmes de la résurrection, les
miasmes auxiliaires et les miasmes répressifs.
Les miasmes de la vie sont fixes et volatils, les
fixes sont blancs et propagent les animeux,
Les volatiles sont de la couleur bleue ou noire,
de la couleur rouge et de la couleur jaune; ils
propagent les végétaux; ils sont animés dans
des organes sexuels, tant les blancs fixes que
les colorés volatils, par un principe vital.

Les miasmes de la résurrection sont aussi
fixes et volatiles. Les fixes sont blancs, et propagent des monstres appelés champignons. Les
volatils sont des couleurs bleue, rouge, et
jaune : ils propagent les uredo. Les blancs sont

ressuscités par la fermentation fongueuse , et les colorés par la putréfaction urédinée, et ils sont des uredo ; pulvinaux qui participent des champignons et des polypes d'eau douce.

Les miasmes auxiliaires coustituent par leur réunion , les matières colorantes. Ces matières proviennent des animaux , des végétaux et des pulvinaux. Les miasmes chromatiques donnent aux miasmes du pollen, la propriété d'être volatilisés par les arômes, les effluves odorans des animaux, par l'ammoniac et l'hydrogène ; mais la vapeur de l'eau le leur enlève et les conduit en bas , de sorte que, sans les miasmes chromatiques , il n'y aurait pas de contagion *ad distans.*

Les miasmes blancs ne sont fixes, que relativement à la grande volatilité des colorés. Ils se meuvent dans les liquides : sans cela il n'y aurait pas de fécondation possible. Ponr déterminer leur degré de volatilité , il est indispensable de comprendre ce que c'est que le blanc.

Le blanc est une réunion de miasmes phosphorables. Par rapport à la contagion , tant que les miasmes sont purement blancs, ils sont contagieux ; ils cessent de l'être quand ils brillent en feu. Ils sont lumineux par la Ver-

mentation fongueuse , sur les racines de l'oli-
vier ; par la putréfaction urédinée , sur les
arêtes et le poisson. Le foin, la laine et le coton
entassés humides, commencent par se moisir ;
ils forment alors des miasmes blancs , ils finis-
sent par une effervescence fongueuse qui les
enflamme. Les miasmes blancs devenus phosphorescens dans les écuries par la putréfaction
de la litière, dans les cimetières par la putréfaction souterraine des cadavres, paraissent en feu
follet, en farfadets et en larves. Ainsi quand les
miasmes blancs sont volatils , ils sont phos-
phorescents , ils brûlent , et la combustion
les consume.

Il n'y a pas de miasmes noirs : le noir est la
négation de toutes les couleurs, et ne peut être
miasmatique. Le charbon ou miasme noir du
blé, les miasmes de la gangrène et ceux des bubons de la peste sont, seulement d'un bleu plus
foncé que ceux du cholera asiatique. Le noir
absorbe au contraire tous les miasmes colorés.
Aussi les charbons substance d'un noir pur sont-
ils les meilleurs des désinfectans? Mais leur emploi est borné aux hardes, parce qu'ils ont besoin d'un liquide pour que les miasmes infectans
se convergent sur eux. Les miasmes métalliques

combattent les pulvinaux vivant , tant sur les animaux que sur les végétaux. Les oxides de cuivre neutralisent les miasmes des uredo des céréales , et font périr l'uredo lui-même. Est-ce comme miasme chromatique , ou comme métallique ; ou bien forment-ils une puissance qui se corrobore par deux propriétés congénères ?

§. *Miasmes blancs et phosphorescens putripares.*

Si l'on fait tomber de l'eau sur du fer rouge, elle se dissipe en vapeur , et le fer devient ou tend à devenir bleu. Si l'on en projette sur du fer chauffé au blanc , l'eau reste fixe sur ce fer qui conserve sa couleur blanche. L'eau se vaporise en tombant sur un fer rouge, parce que les miasmes rouges qui le colorent et qui l'entourent , repoussent l'eau avec une espèce d'explosion , pendant que la vapeur de l'eau agit avec une force égale sur les miasmes , et les chasse contre le fer. Dans le fer chauffé au blanc , n'y ayant ni miasmes volatils ni miasmes colorés adhérens à ce métal, l'eau y repose tranquillement , et y participe de la fixité des miasmes blancs.

Dans la fermentation fongueuse , il se forme des miasmes blancs ; ils sont fixes, par là seulement qu'ils sont tels. Comment ne le seraient-ils pas , puisque l'ardente chaleur du fer au blanc, a la propriété de la fixité ? La faible température qui se produit dans la formation des miasmes blancs , par la fermentation fongueuse , ne saurait les volatiser.

Les miasmes phosphorescens qui ont une lueur blanche , proviennent de la putréfaction des matières animales et végétales. La putréfaction n'engendre que des miasmes colorés , et les miasmes phosphoriques sont colorés, parce que la lumière contient le bleu , le rouge et le jaune ; d'où il suit que les miasmes phosphorescens, au lieu d'être blancs , sont en même temps jaunes , rouges et bleus. Il paraît que la lueur qu'ils doivent à leur réunion, les rend innocens temporairement. Je n'affirmerai pas que la lumière des aurores boréales, ne soit pas due à des nuages composés de miasmes phosphoriques engendrés par la putréfaction , et isolés dans la région supérieure de l'atmosphère , comme les feux follets, les farfadetset les larves le sont dans sa région inférieure. Ce phénomène étant peu

fréquent dans nos climats , je n'ai pu l'observer qu'à de longs intervalles. J'engage les savans du nord , à nous apprendre si les aurores
boréales qui succèdent à une grande mortalité
d'hommes et d'animaux pendant un été pu-
tréfiant , ou suivie d'un semblable été , sont
plus intenses et plns nombreuses ; s'il en était
ainsi , les aurores boréales seraient une lumière
nocturne , dépendante de tourbillons de miasmes adhérens à la graisse des cadavres des animaux terrestres , aux huiles animales et végétales, volatilisées par la putréfaction , car il n'y
a que les météores phosphoriques qui ne brillent que pendant la nuit.

CHAPITRE III.

Des Putripares.

Les anciens avaient attribué de grandes propriétés au froid , au chaud , au sec et à l'humide. Les modernes avaient proscrit ces agens
de la nature dans le sens que les physiciens
de l'antiquité les admettaient ; je les ai fait re-
vivre dans mon Essai sur l'électricité de l'eau.

Le savant et profond Laplace a adopté et déve-loppé ma théorie , et aucun physicien d'Europe n'a attaqué sa doctrine. Je me flatte d'avoir le même succès pour les putripares.

Tout en reconnaissant que les putripares sont engendrés par une putréfaction, j'admets d'après ce que j'ai observé , que c'est une fermentation des graines et des gemmes des végétaux et la putréfaction des germes animaux, dans un pulvinar spécial, qui procréent avec harmonie, des monstres étrangers aux règnes végétal et animal : ils sont entrés dans le règne pulvinal. Ces monstres ont la faculté de se reproduire par des miasmes fixes et par des miasmes volatils ; mais ils sont originairement l'œuvre de la fermentation et de la putréfaction ; dès-lors ils méritent la dénomination de putripares.

CHAPITRE IV.

Des Miasmes putripares fixes spontanés.

L'urine pure qui fait périr tous les végétaux , répandue s ur le bois, y développe une

fermentation fongueuse qui la change en pulvin, propre à engendrer des champignons et
à les nourrir. L'observation suivante, insérée
en 1717 dans les mémoires de l'Académie des
sciences, le prouve d'une manière palpable.
Un enfant à la mamelle, avait les jambes tor-
ses, un chirurgien les lui redressait au moyen
d'éclipses de bois à demeure. Il fut très-sur-
pris, en visitant son appareil, de trouver une
grande quantité de champignons sur les éclipses ; chaque jour il en poussait la même quantité ! Il parut à M. Bernard qui communiquait
cette curieuse observation à l'Académie des
sciences, que l'urine dont les éclipses étaient
continuellement abreuvées, était la cause de
la germination et du développement de la graine
de champignons, logée sur le bois. Il est invraisemblable que le bois contînt journellement
une même quantité de graînes prêtes à germer, pour pousser des champignons adultes.
Le lendemain, les cadets auraient dû être
moins nombreux ; et enfin les graines auraient
dû s'épuiser ; c'est cependant ce qui n'arriva
pas. Il devient certain, par ces seules ré-
flexions, que l'urine fermentant dans le bois,
y acquérait la propriété de pulvin de champi-

gnons, et les éclipses étaient le pulvinar sur lequel le travail de la génération s'opérait ; le blanc ou placenta laissé sur les éclipses, en enlevant les champignons, la perpétuait, et l'ovaire que je prouverai exister dans le blanc, représentait les prétendues graines préexistantes ; les expériences suivantes mettront hors de doute ces vérités.

J'ai fait équarrir un peuplier nouvellement abattu ; on l'a divisé en billes de trois mètres de long ; on l'a scié de long au-milieu des quatre angles, ensorte que j'ai eu quatre solives par bille. Je les ai laissées en situation pour faire donner un trait de scie diagonal, c'est-à-dire d'un angle à l'autre ; chaque solive, par cette division, a fourni deux prismes.

J'avais fait creuser auparavant, dans un cellier exposé au midi, une fosse contre le mur du nord, de trois mètres de longueur, et profonde de près de deux mètres. On a arrangé les solives prismatiques l'une contre l'autre, posées sur leurs diagonales parallèlement à partir du mur du nord. Toute la fosse a été successivement couverte. Les solives étaient supportées par deux murs parallèles, élevés un peu au-dessus du sol. La disposition des solives formait, au-dessus de ce plancher, un vide triangulaire entre-elles, qui a été rempli par des platras et des pierrailles, liés par du plâtre gâché liquide, coulé jusqu'au niveau de l'angle supérieur de chaque solive, qu'on a eu la précaution de laisser à nu.

Le cellier dans lequel la fosse a été construite, n'a qu'une seule porte qui clot bien. Il se trouve au-dessus du linteau, une petite ouverture. J'ai ménagé un soupirail pour l'introduction de l'air, au-dessous et au-dessus du plancher. Cette construction a été finie au mois de mars.

Je l'ai visitée au mois de mai. J'ai trouvé, à la surface du plafond, beaucoup de champignons coîffés, vigoureux, de différentes grandeurs et grosseurs, ayant tous un pédicule de la grosseur du doigt et longs d'un à deux décimètres. Ils poussaient d'abord d'aplomb, et après qu'ils étaient parvenus à une certaine longueur, ils avaient la cincinité des cheveux bouclés. D'après ce fait, je pense que la cincinité des cheveux crêpus, des cornes, des griffes, dépend du pulvin et de l'implantation non-horizontale de ces pulvinaux dans le pulvinar.

Il n'a paru aucun champignon sur les arêtes

des solives, ceux qui ont poussé à leur face sous-horisontale, sont nécessairement putripares. Les putripares sont toujours des êtres qui proviennent de miasmes fixes ou volatils. Dans cette expérience, le champignon commençait par la moisissure en duvet blanc; les filamens de ce duvet se feutraient en placenta, sur ce placenta naissaient des pustules dont la réunion en grappe, représentait un ovaire et en faisait fonction.

Les miasmes blancs dont le véhicule est toujours un pulvin blanc, sont fixes tant qu'ils conservent cette couleur. Les champignons de mes solives, sont nécessairement provenus de miasmes blancs, ou fixes. Car ce champignon ne se trouvant en aucun lieu et n'ayant pas encore été aperçu, il est impossible que son semblable ait projetté des graines contre mes solives : il n'y a en outre aucun moyen naturel qui ait pu introduire au cœur du peuplier, les semences des champignons cincinatés. Je caractérise ce champignon par la circinité, parce que comme la barbe, les cils, les sourcils et les cornes, il nait, croît et se contourne sans être provenu de graine. Il y a seulement une différence entre la durée des pulvinaux crinaires et

2

les pulvinaux ovipares : les crinaires sont , à proprement parler, immortels , et les champgnons coëffés sont synoques , ou d'une courte existence , comme la petite-vérole , la vaccine et autres pulvinaux pustulaires qui contiennent des miasmes fixes tant que le pus des pustules reste blanc.

J'ai choisi un bout de solive d'un mètre de long , provenant de démolition , qui avait resté en place au moins 150 ans. Il a été posé sur un terrain humide et à couvert , excepté une de ses faces. J'arrosai de temps en temps un des bouts de ce soliveau avec de l'urine. Lorsque la température fut devenue favorable à la fermentation fongueuse , il parut sur ce bout un champignon blanc , velouté et aplati, qui s'étendit assez promptement en tous sens. Je le pris pour un agaric ; je me suis assuré dans la suite que c'en était un. Il persiste depuis plusieurs années malgré toutes les tentatives que j'ai faites pour le détruire ; il s'est prolongé sur le mur et sur les carreaux d'une petite resserre ; il s'y est collé avec une telle force , qu'il est impossible de le décoller sans dégrader le carreau et le mur. Chaque fois que j'en ai coupé une partie , il a repoussé

(19)

avec plus de vigueur. Les coupures ne se cica-
trisaient pas , comme celles faites aux plantes
et aux animaux. Il s'alongeait en s'effilant
comme les ongles et les cheveux. L'affilité est
une propriété commune aux agarics , aux crinaires , ainsi qu'aux racines. Si une ordure ,
une paille séjourne sur mon agaric , il s'en
empare et se l'incorpore. C'est par cette vora-
cité que la viande fraîche est humée par le cancer. Cette succion ralentit les progrès de la
plaie et calme les douleurs.

Mon agaric se nourrit de bois , comme le
cancer se nourrit des organes de l'individu qui
en est affligé. Il pompe le pulvin de si loin que
le soliveau est presque tout consommé. Il a
seulement laissé intactes les quatre faces ; il
ne reste dans l'intérieur qu'un bois léger, fria-
ble, entre les fibres duquel il y a des grands in-
terstices. Cet agaric vorace attire à lui des frag-
mens de ce bois décomposé. Par quel organe ,
par quel agent physique parvient-il à soutirer,
d'un mètre de distance, les fibres du bois ? car
il en soutire de cet éloignement : il est douteux
que les suçoirs des polypores aient cette puissance....

Je pense , d'après quelques indices , que l'o-

2..

xigène ferait périr le cancer et l'agaric , deux
pulvinaux qui ont une grande analogie ; ils ont
l'un et l'autre besoin pour vivre, de l'oxigène
extérieurement ; mais introdnit dans leurs
suçoirs , il les oblitérerait et les empêcherait
d'aspirer leur pulvin nutritif, en changeant
leurs suçoirs en aspiraux. C'est par cette métamorphose que les oxides caustiques tuent les
cancers. Il résulte de cette cautérisation des
douleurs violentes et des accidens graves. Le
nitre , l'insufflation de l'oxygène pur auraient
le même résultat , sans en avoir les inconvé-
niens.

La fermentation fongueuse engendre le
blanc ou germe des champignons qui croissent sur place, ainsi que sur un pulvinar approprié auquel on l'inocule.

—

CHAPITRE V.

*Métamorphose des gemmes et des graines morts et
vivans, en champignons, par la fermentation
fongueuse.*

Il n'y a pas de graines de champignons dans

le cœur d'un arbre ; ce serait une absurdité de le croire ; mais dans tout bois mort, il y a des gemmes desséchés et inertes. Ces gemmes reprenant par la fermentation fongueuse, une nouvelle vie, métamorphosent le bois en champignons. Les miasmes dont l'agaric provient, champignon le plus éloigné des végétaux, sont les gemmes de l'aubier ; car ce pulvinal nouvellement poussé, lui ressemble, et en tient lieu au soliveau de mon expérience, dans lequel on ne peut pas soupçonner des graines de champignons, ayant conservé un siècle et demi leur faculté germinale. On ne saurait attribuer la production de mon agaric, qu'à la résurrection des gemmes séculaires du liber et de l'aubier.

Au premier aspect, il paraît que c'est l'aubier qui forme le bois ; c'est au contraire le bois qui alimente l'aubier, il repare les sucs que l'aubier extrait de lui, par la sève que les racines fournissent au tronc. Lorsqu'elles ne lui en distribuent pas en quantité suffisante, l'aubier s'empare de la propre substance du tronc, et le rend creux par la soustraction de la fécule et du textile du ligneux. Mon champignon succédané de l'aubier et du liber, a dévoré toute la substance du soliveau ; parce qu'il n'avait pas de racines , et une vie qui opérassent le remplacement de la fécule et du textile dont l'agaric polypare s'est nourri. Les pulvinaux qui viennent de semences contiennent de la fécule comme l'agaric ; ceux qui viennent du ligneux , contiennent de la fécule, ils ont une consistance ligneuse, et ils excrètent un pulvin sanieux ; ceux qui se nourrissent sur les animaux, sont ou purulens ou carcinomateux, ceux qui se nourrissent sur les métaux calcaires , sont métalliques.

Les végétaux sont tout gemmes ; ils n'ont pas un organe qui ne puisse les multiplier , qui ne puisse se changer en un autre organe. Ils ne cessent de se reproduire que quand le manque de sève arrête leur végétation , et quand ils sont absolument desséchés. Dans cet état ils reprennent une nouvelle vie , si on les pénètre d'un ferment qui leur fasse subir la fermentation fongueuse. Les gemmes recouvrent leur énergie vitale comme certains animaux microscopiques qui, humectés, ressuscitent après une longue mort. Les gemmes des végétaux, ranimés par la fermentation fongueuse, ne produisent plus le pareil être dont ils proviennent. Ils procréent des monstres qui ne peuvent plus prendre rang dans le règne de leur père. Ils n'ont plus rien de végétal, et comme ils sont nés de couches et qu'ils sont innombrables, j'ai fait de tous ces monstres, le règne pulvinal.

La conception des champignons du crotin, nous permet de suivre le travail de la génération de ces fongus, depuis le germe jusqu'à leur décompositiou. Les mulets, les chevaux ne broyent qu'en partie l'avoine et les graines mêlées au fourage qui leur sont distribués. Les graines entières ne se digèrent pas, elles sont englobées dans le crotin sans avoir subi la moindre altération. Le crotin est confondu dans le fumier mis en couche; la couche s'échauffe par la putréfaction, et finit par se moisir où la putréfaction est ralentie; la putréfaction ardente succède à une fermentation calme qui est vitale, c'est la fongueuse. Les graines que le fumier renferme, étant descendues à une température convenable, fermentent, poussent des filets blanc au lieu de racines. Ces filets s'entrelaçant organisent un placenta, d'où s'élève l'extrémité de plusieurs filets blancs qui s'arrondissent les uns contre les autres, de manière à représenter une grappe semblable à l'ovaire des animaux. Chacun de ces œufs parfaitement sphériques se développe à sa sortie du pulvinar, grandit en prenant la forme d'ombrelle, il finit par relever ses bords, et se dissoudre.

Sur la même couche il croît en même temps de l'avoine issue de graines germant naturellement, et des monstres que nous appellons champignons issus des graines qui subissent la fermentation fongueuse. L'avoine se nourrit dans là terre et le terreau ; le champignon dans le pulvinar nécessaire à la métamorphose de la semence de l'avoine, du blé ou de leurs gemmes en pulvinal.

Partout où il tombe des graines, ou des miasmes, que ce soit sur le détritus de végétaux, sur les arbres, sur le bois, sur l'animal, sur la terre, sur la pierre, sur l'eau ; il y aura une époque où ces graines, ces miasmes germeront ; parce que ces différentes matières subiront la fermentation fongueuse qui élaborera le pulvin nutritif, et incubera les graines et les miasmes d'où les monstres doivent éclore. La métamorphose des graines en champignon s'opère sans mystère sous nos yeux, dans le seigle ergoté. L'ergot est une espèce de champignon. L'insalubrité de l'ergot du seigle nous dévoile que le champignon provenant d'une graine bonne à manger , possède un certain degré de vénénosité, d'où il suit que les graines des plantes vénéneuses doivent produire des champignons plus délétères qu'elles. De telle sorte que la ciguë, le colchique sont des poisons moins violents, que les champignons qui viennent de leurs graines et de leurs gemmes.

La métamorphose des graines et des gemmes en champignons , paraitra d'abord invraisemblable ; mais lorsqu'on jettera les yeux sans préoccupation sur les êtres vivans , on se convaincra par le grand nombre des fruits et d'animaux qui naissent avec des formes monstrueuses , que le règne pulvinal suit des lois que la nature s'est imposées pour régir la monstruité. Elle procède dans ce que nous regardons comme ses écarts , avec la même régularité que dans ce que nous regardons comme bien coordonné.

La fermentation fongueuse des arbres est une maladie qui se manifeste par l'odeur particulière à presque tous les champignons des pulvinars végétaux, et qui engendre l'agaric. Les ouvriers en bois, dans le midi de la France , appelent le bois qui en est atteint, *cinsa* du latin *cinis*, et *esca* de *esca ignis*, mots de la langue romane, qui veulent dire l'un et l'autre, amadou. *Cinsa*, parce que l'amadou se réduit promptement en cendre, ainsi que l'arbre qui l'a nourri. *Esca*, parce que l'amadou et le bois qui l'engendre, prennent facilement feu. Lorsque ces ouvriers se sont assurés que le bois n'a pas été altéré par la fermentation fongueuse, ils employent presque indistinctement même pour le charronage, toute espèce de bois. La chaleur et la sécheresse de leur pays, les durcissent tous sans une grande différence. Cela prouve que pour procurer une bonne qualité au bois, et le préserver de la fermentation fongueuse, il faut l'exposer au grand air et à la chaleur.

Les truffes viennent inévitablement de graines ; car elles n'adhèrent à aucun végétal ; c'est le fungus qui est de nécessité d'origine de graine. La terre sablonneuse, graveleuse et ocréuse dans laquelle ce champignon se forme et grossit, a de nombreuses gerçures et fentes. L'eau d'averses, qui se précipite de la montagne qui abrite toujours du vent du nord, la truffière, charrie les graines qui s'insinuent dans les fentes ; elles sont de différentes espèces ; la graine de la truffe noire, n'est pas la même de la blanche, de la rouge et de celle à goût d'ail. La truffe, seule de son genre, est créée dans la terre ; aussi l'appele-t-on en langue romane, gigande, de *gigas*, engendré par la terre. On a si fort divagué sur ce champignon, que quelques savans ont fini par le ranger dans le règne minéral ; il vient comme les autres de couche. Le solutum du bois de la montagne qui domine la truffière et de l'arbre sous lequel elle se trouve, fournissent son pulvinar et l'humus nutritif. La terre sabloneuse laisse infiltrer les eaux chargées d'humus ligneux ; et l'argile sur laquelle cette terre est portée, retient l'eau assez longtemps pour que l'humus se dépose : peu-à-peu l'eau superflue se dissipe, et le depôt lorsqu'il ne conserve plus que l'humide nécessaire au travail de la fermentation fongueuse, subit cette fermentation qui fait germer les graines qui sont mêlées aux pulvinar ligneux. Les vieilles truffes se décomposent lorsqu'elles n'ont pas été dévorées par les larves de la mouche, et acquièrent une division pulvérulente, qui doit contenir des miasmes.

La vesse de loup, *abortus boletus*, serait bien

mieux caractérisée par , *miasmaticus boletus,* parce qu'elle se résout en miasmes. Delà vient que quelques cultivateurs ont prétendu que les miasmes de ce champignon , étaient les germes de l'uredo noir qui détruit les céréales.

—

CHAPITRE VI.

Métamorphose des pulvinaux en d'autres pulvinaux.

Jusqu'à présent on n'a tenté ces métamorphoses qu'avec les pulvinaux particuliers aux animaux ; il y a lieu de croire qu'elles ont lieu naturellement entre les pulvinaux des végétaux et des minéraux. Il est hors de doute que les pulvinaux qui tourmentent l'homme, changent de nature, suivant la nature du pulvin. Les squirres se métamorphosent en fungus, en polypes qui sont autant de champignons. Ces pulvinaux épanouis rejettent un pulvin surabondant, ou virus purulent, véhicule des miasmes fixes , même avant qu'ils soient épanouis, ce virus empêche le succès de l'excision de ces champignons ; parce qu'à mesure que la lame de l'instrument incise, le virus dont elle se charge en coupant le placenta, inocule de ses

deux faces, à la chair saine, le pulvinal excisé.
Cela est si certain que les polypes arrachés, les
fungus liés, les squirres comprimés et les cancers cautérisés surtout par les rayons solaires,
sont détruits sans retour; tandis qu'il est extraordinaire qu'un vrai pulvinal excisé ne repa-
raisse pas.

Les dartres, la teigne, la lèpre se propagent
par une poussière miasmatique qui est un pulvin séminal concret; par cela même que les
éruptions herpétiques se multiplient par des
miasmes, ils rentrent dans le règne pulvinal.
Ces lichens s'étendent sur l'individu, par le pus
liquide ou pulvérulent; ils passent d'un dar-
treux, d'un teigneux, d'un lépreux, à un sujet
sain, par un contact prolongé, par les hardes;
parce que le pulvin nutritif de ces lichens ; est
contenu dans le derme qui enveloppe tout le
corps. Ces lichens se métamorphosent en bubon (clou), en squirre, en fungus, en polype,
et ceux-ci en cancers.

La vérole est l'action vitale d'un ou plusieurs
champignons, sur l'homme, inoculé par un
vérolé avec le pus d'un de ces champignons. Si
un des miasmes dont ce pus est le véhicule,
parvient dans le canal de l'urètre, il s'y forme

un pulvinal gonorrhéen, que le passage fréquent d'une urine mucilagineuse fait périr en peu de temps : si le virus vérolique s'insinue dans le prépuce, il y trouve un pulvin favorable, il y pousse un miasmaphore vénérien, qui par l'étranglement qu'il y occasionne, donne lieu au phimosis ou au paraphimosis ; l'épanouissement de ce champignon, le change en chancre qui excrète un pulvin virulent. Quand le virus est résorbé par les glandes des aines, les miasmes qu'il y conduit, y engendrent un champignon bubonique. En suivant la syphilis dans toutes ses phases, on la verra être l'œuvre des champignons.

Le défaut d'air fait périr les différens champignons vénériens, tant lorsqu'ils sont sous la forme pustulaire et bubonique, que lorsqu'ils sont devenus chancres par leur épanouissement. Un bubon par l'application de l'emplâtre de Vigo, par les bains, quitte son siège, va ordinairement à la gorge, pour éviter le mercure et trouver un air abondant. Les phthisies gutturales sont souvent causées par la métamorphose d'un chancre vénérien en cancer. Les champignons vénériens se métamorphosent en squirre, en fungus, en polype, en dartres, métamorphoses qu'on doit empêcher.

Les Chinois mettent en poudre le pus concret des champignons pustulaires de la petite
vérole ; ils en saupoudrent du coton, et l'insinuent dans le nez des individus auxquels ils
veulent communiquer la petite vérole ; cette
inoculation est vicieuse, parce qu'il se trouve
toujours dans les croûtes et le pus pulvérulent
des variolés, des miasmes volatils parmi les
fixes, qui métamorphosent la petite vérole
discrète, en confluente. La variole discrète
est pure et primitive, la confluente est une
métamorphose par infection, ce qui arrive
par l'union des miasmes fixes blancs, avec les
miasmes colorés volatils de l'infection.

La plus utile et la plus merveilleuse des
métamorphose des pulvinaux, est celle de la
variole en vaccine. Les pustules de la vaccine,
ne diffèrent des champignons des bois que
par le pédicule, encore y en a-t-il quelques-uns
adhérans aux arbres qui sont sans pédicules.
La vaccine se propage par le pus miasmaté pris
sur la tétine d'une vache. D'après Jenner, ce
pus miasmaté viendrait primitivement des jambes suppurantes du cheval. Ce pus selon cette
présomption de Jenner, serait fourni d'après
mon système, par le pulvin crinaire ; car il

est inévitable qu'il n'y ait pas dans le pus exsudé de la jambe du cheval, des miasmes crinaires, ou pour parler vulgairement des bulbes des poils. Le pus crinaire transporté sur les tétines des vaches qui sont sans poils, au lieu d'y faire pousser des poils, fait sortir une éruption pustulaire. Cela est déterminé par le pulvin crinaire qui est logé dans le derme des tétines, comme dans le derme de tout le corps de la vache. Partout où le derme est occupé par les poils, le pulvin variolique est absorbé par la nourriture du poil, mais sur les tétines dénudées, il en existe un excédent sans emploi. Les poils semés par le pus miasmaté du cheval, y déterminent une éruption pustulaire qui consomme le pulvin crinaire. La variole vient probablement aussi du cheval, elle se multiplie sur les parties de la peau de l'homme, privées de poils et de cheveux, et ne se propage pas sur les animaux couverts de poils.

Problème présenté à l'Académie de Médecine,
le 4 janvier 1831.

La vaccine préserve-t-elle tous les individus de la petite vérole?

Il règne dans ce moment à Arpajon, une épidémie de petite vérole qui se communique indistinctement aux individus vaccinés et à ceux qui ne l'ont pas été. L'éruption des vaccinés se compose de pustules ayant la forme des primitives, elles ont été jusqu'à présent peu nombreuses sur les individus sur lesquels elles se sont manifestées. (J'ai cependant depuis traité une fille de 16 ans, chez laquelle les pustules ont été aussi nombreuses, aussi malignes que dans la petite vérole confluente.) J'ai publié, il y a près de 30 ans, une théorie de la contagion ; pénétré des principes que j'avais émis dans cet ouvrage, je me décidai avec répugnance, il y a 22 ans, à vacciner une fille et un garçon que j'avais en bas âge. Le vaccin fut beau, les six piqûres faites aux bras de chacun, furent suivies de grosses pustules isolées les unes des autres. Le troisième de mes enfans fut vacciné, âgé de 2 ans; son vaccin réussit bien.

Étant persuadé que cinq à six pustules n'é-taient pas suffisantes pour évacuer la matière variolable de mes enfans, je tâchai de conser-ver leur organisation pustulaire, lorsqu'elles furent en suppuration, par des doux suppuratifs. Je parvins à l'entretenir deux mois chez l'un, un mois et demi chez l'autre. Je crus qu'après cette longue suppuration, toute la matière variolable (1), était épuisée ; je suis aujourd'hui dans l'entière conviction que ces deux enfans sont inhabiles à avoir une seconde éruption de vaccine, comme il en survient plus ou moins longtemps après la vaccination à presque tous les vaccinés, car ils ont habité et couché avec des varioleux sans avoir la moindre éruption. La vaccine de mon troisième enfant a suppuré moins longtemps que celle de deux autres, cependant plus longtemps que la vaccine sans soins.

Il y a problablement des milliers de vaccinés qui ont été préservés comme mes enfans, de la contagion variolique, par la longue suppuration de leur vaccin. J'ai quelquefois été consulté sur le moyen à employer, pour arrêter de pareilles suppurations qu'on croyait funestes.

Une seconde éruption de vaccine spontanée ou déterminée par les miasmes varioliques, indique qu'on aurait dû traiter les pustules de la greffe. Le peuple ne peut se persuader, que

______

(1) Que je ne pouvais appeler alors pulvin.

la faible suppuration procurée par la vaccination, puisse détruire toute la matière variolable. Les vaccinateurs affirment au contraire,
qu'une seule pustule préserve de la petite vérole; ils ont raison de part et d'autre. La vaccine
livrée à elle-même, lorsqu'elle ne suppure pas
abondamment, ne préserve pas d'une seconde
éruption de sa nature; mais elle préserve de la
vraie petite-vérole. Une seule pustule agit sur
toute la matière variolable; il arrivera souvent
qu'elle n'expulsera pas toute cette matière,
mais elle sera toute vaccinée. Si, par la suite,
des miasmes varioleux sont absorbés par le vacciné, la matière variolique étant vaccinée, il
naîtra un mulet qui participera plus de la vaccine que de la variole, c'est une vaccine complémentaire miasmatique. Si elle naît sponta-
nement, ce sera une vaccine complémentaire
spontanée.

Les vaccines complémentaires dénotent que
toute la matière variolable n'a pas été tarie par
la suppuration des pustules. Pendant ce travail, toute la matière variolable a été vaccinée,
puisque les miasmes varioleux, au lieu de produire la petite vérole, produisent une vaccine.
Si les pustules de la vaccine ont pu excréter

3..

une partie de la matière variolable, elles pour-
ront, étant ménagées et entretenues en suppuration un temps suffisant, évacuer la totalité de cette matière, ce qui résout le pro-
blême.

Addition.

On attribue la variolide, ou vaccine complémentaire, à la dégénérescence du vaccin. Je
suis d'une opinion contraire. Dans l'origine de
la vaccination, il y avait beaucoup des vaccines
avortées, qu'on appelle improprement fausses
vaccines. Ces avortemens provenaient du peu
d'activité du virus. Les avortemens des vaccines
sont rares aujourd'hui, parce que le virus vaccin a acquis, par ses nombreuses générations
sur l'homme, une énergie très-supérieure à
celui pris sur la vache.

—

CHAPITRE VII.

Du Pulvin et des vapeurs aqueuses.

Les pulvinaux n'ont point d'organes pour
préparer l'humeur nutritive ; les plantes se
nourrissent par la sève que préparent les racines et les vaisseaux qui la distribuent, les animaux sont nourris par le chyle. Les pulvinaux

à miasmes fixes, ont un placenta qui aspire le
pulvin préparé dans le pulvinar. Le pulvin rem-
place la sève des plantes et le chyle des animaux. L'estomac des pulvinaux est hors d'eux,
c'est le pulvinar seul, il digère, il élabore l'humus propre à alimenter chaque espèce de
pulvinaux; delà vient que chaque espèce de
ce règne a son pulvinar particulier. Aussi tous
les corps, quelle que soit leur nature, pourvu
qu'ils puissent admettre la moindre quantité
d'eau dans leurs pores ou entre les aspérités de
leur surface, possèdent les conditions nécessaires
pour la germination des miasmes et la nutrition du pulvinal qui en provient. Que ce soit les
pierres les plus dures, le bois, la terre, les fu-
miers, tout devient estomac propre à préparer
les pulvins spéciaux de chaque pulvinar, tant
s'ils sont superficiels, que s'ils sont profonds.
Ces estomacs sont précédemment matrices, ils
prennent les fonctions d'estomac, quand l'em-
brion se développe.

Le pulvin suffit pour nourrir les pulvinaux,
mais il ne suffit pas pour leur donner la naissance et pour les faire vivre; les vapeurs aqueuses leur sont indispensables pour leur génération et pour l'entretien de leur vie : comme le

poisson ne peut vivre hors de l'eau , les animaux sans air oxigené , les pulvinaux périssent faute de vapeurs. Certains supportent cette privation pendant un temps , mais leurs fonctions vitales sont toutes suspendues pendant la durée de cette privation. C'est un caractère qui leur appartient à l'exclusion de tous les autres êtres vivans. La sueur aqueuse des enfans fait germer la teigne sur leur tête ; la sueur onctueuse des adultes la fait périr sur la même tête. Le cancer se place au sein , au gosier , au nez , au poumon , dans l'estomac et dans la matrice , parce qu'il trouve dans ces organes , outre son pulvin , des vapeurs qui sortent de ces organes ou de ceux de leur voisinage.

L'eau qui séjourne quelque temps dans un réservoir en plein air et sur un corps , se putréfie. La putréfaction de l'eau est fongueuse. Si sur l'eau stagnante , si sur les corps mouillés , sont amenés par les vents , par les vapeurs , des miasmes , le pulvin étant déja préparé , la matrice étant en état de les féconder et l'évaporation de l'eau couvrant sa surface d'une légère vapeur , il se forme des polypes , des conferves au-dessus de cette eau , des lichens sur la pierre , des champignons sur le détritus des plantes.

Pour la production de tous les pulvins et de tous les pulvinaux à miasmes fixes , il faut le travail continuel de la fermentation fongueuse qui les a fait naître.

Deux choses sont indispensables pour détruire les pulvinaux superficiels et malfaisans qui ont leur matrice sur le corps humain ; la première est d'évacuer le pulvin, en arrêtant préalablement la fermentation fongueuse ; la seconde est d'arracher le pulvinal , par le dropax et les agglutinatifs quand il est superficiel et peu étendu , tels que les lichens et les uredo bornés.

Quant à ceux qui occupent une grande surface du corps , l'application des matières très - chaudes , très-sèches et absorbantes , flétrit et fait périr les pulvinaux pustulaires , en absorbant le pulvin du placenta, les vapeurs aqueuses, en contractant les suçoirs nourriciers et les pores aspirant l'oxygène. Cette forte chaleur suspend la putréfaction fongueuse dans la matrice du pulvinal, cuit le pulvin dans son placenta , et chasse les vapeurs.

Les amers , les huiles tempèrent la putréfaction, la solution de sublimé corrosif l'arrête ; mais tous ces agens n'ont ni autant d'efficacité , ni une action aussi prompte, que le calorique élevé de 50 à 60° Réaumur.

Les topiques humides n'ont point de succès, quoique composés de matières nuisibles aux pulvinaux, parce que le liquide qu'ils contiennent est absorbé, élaboré par la matrice pulvinale, et il s'en dégage des vapeurs, élément de vie pour le pulvinal. Toute humidité, soit en topique, soit en vapeur ambiante, doit être soigneusement évitée par le contagié.

Les bains d'huile chaude, des poudres de tan, de plâtre, de terre, de tabac; l'application successive du tabac et même de la chaux, sur les pulvinaux dont les aréoles ne sont pas d'un rouge trop foncé, seront suivis de la destruction des parasites où ils deviendront inactifs. Sur les champignons proéminens, desquels le pulvin putride doit être évacué, tels que les bubons pestilentiels, on étend un linitif composé de sel de cuisine et de jaune d'œuf; il s'établira une suppuration abondante, fournie par le pulvin. L'évacuation du pulvin et la soustraction des vapeurs, détruiront ce champignon s'il est unique, le pestiféré sera sauvé; je pense qu'un bubon est toujours accompagné par des uredo qui deviennent proéminens aux aînes par la modification des placenta, comme cela arrive aux pulvinaux vénériens. Les aphthes sont prévenues, chassées et même détruites, par la fumée du tabac et sa mastication ; mais il arrive quelquefois qu'elles fuyent au gosier et au poumon. Celles du nez sont déplacées ou périssent par le tabac en poudre. Leur fuite et leur destruction délivre des saignemens du nez habituels. -

CHAPITRE VIII.

Des Exsutoires.

Les arbres sont sujets à des chancres qui exsudent un liquide noirâtre ; il y a peu de muriers adultes et vieux qui n'ayent un exsutoire à leur tronc. Cette évacuation ne diminue pas leur vigueur, et leur feuillage n'en est pas moins beau. Il croit souvent autour des ces chancres, des champignons ; ce qui annonce que le liquide exsudé est un pulvin élaboré par la fermentation fongueuse. Comme il ne manque pas de gémes dans le tronc d'un arbre, ils donnent naissance, sur les bords des chancres, à des champignons ombrellés et sans pédoncule, qui sont vivaces. Ils sont placés là avec toutes les conditions nécessaires à la prospérité de cette espèce de pulvinal, ils y trouvent oxygène, vapeurs et pulvin abondans.

Il pousse des champignons semblables autour des cautères. Cela nous découvre que les plaies purulentes préparent le pus par le travail de la fermentation fongueuse. Les plaies des vésicatoires la manifestent par une forte odeur fongoso-animale. Il ne croit pas au-dessus des champignons ombrellés ; mais des champignons membraneux, dont les suçoirs adhèrent fortement à la peau. Il est incontestable que le pus est un pulvin propre à nourrir tout espèces de champignons, et que tous les pus sont des véhicules des miasmes de pulvinaux. C'est à raison de cela, que les pulvinaux parasites de l'homme se portent sur les plaies, surtout sur celles produites par les vésicatoires.

Les exsutoires ne sont pas préservatifs de la contagion ; au contraire, les miasmes y germent plus sûrement qu'ailleurs ; mais ils sont de bons palliatifs quand des pulvinaux se sont emparés de l'homme, et pour certains, ils sont même curatifs. Il est prudent de fermer les

plaies pendant les épidémies, tandis qu'on re-
tirera de bons effets de celles qu'on établira
sur les individus contagiés et infectés. Les
vésicatoires combattent les pulvinaux de l'homme en leur soutirant en partie, ou en totalité
leur pulvin.

On a l'habitude de détruire les champignons
des cautères, par le sucre candi et l'alun cal-
ciné en poudre. Ces deux poudres ne les font
périr, qu'en les privant par l'absorption, des
vapeurs humides qui s'élèvent des exsutoires,
dont aucun pulvinal ne peut se passer pour
vivre. Le meilleur moyen pour s'en débarrasser,
est de changer le cautère de place ou de le supprimer pendant quelque temps. Et le meilleur
topique est une plaque de plomb, parce qu'elle
les consume. Un vésicatoire étant plus susceptible d'être déplacé, suspendu et supprimé,
qu'un cautère, on délivrera à volonté l'individu qui souffre de la succion de champignons purivores qui couvrent la plaie, soit par
la suppression, soit par le déplacement. Si
l'on craint quelques accidens de la suppression du vésicatoire ou de sa translation, on
appliquera sur le purivore une plaque de plomb
laminé.

CHAPITRE IX.

Entes successives sur l'homme et l'animal.

J'aurais dû me dispenser d'écrire ce chapitre, ne pouvant appuyer les préceptes sur la greffe pulvinale, que par une expérience et des observations qui ont besoin d'être confirmées par des entes successsives. Mais les médecins et les vétérinaires comprendront les motifs qui m'ont engagé à le faire entrer dans mon cours, et ils les jugeront légitimes. J'ai inoculé une fièvre intermittente tierce, par l'insertion du pus des lèvres d'un fièvreux, à la lèvre d'une personne saine, dans un pays où il n'existait pas actuellement d'intermittentes. J'ai été appelé il y a plusieurs années ; pour voir la femme d'un garde qui se trouvait dans le dernier degré de la phthisie pulmonaire ; je ne vis aucun espoir de salut pour cette femme ; elle me parut n'avoir que peu de temps à vivre. Je me trompai dans mon pronostic ; elle vécut, elle a guéri, elle se porte bien ; elle est grosse et grasse, depuis l'époque de sa guérison qui date de 20 ans. Quoiqu'à l'extrémité, elle conçut une si violente jalousie, qu'elle en devint folle. Lorsque sa folie

eut pris un caractère furieux , les symptômes
de la pulmonie disparurent. Son mari se fit
meunier, elle alla habiter un moulin où les
fièvres intermittentes étaient fréquentes ; elle y
contracta la quarte qui la délivra du tubercule
cérébral, et par l'évasion de ce tubercule, elle
recouvra la raison : c'est du moins ce que
je juge devoir s'être passé chez cette phrénétique.

Il croît dans les poumons des chevaux des
tubercules par une fermentation fongueuse, ou
spontanée, ou communiquée par des miasmes
qui se répandent lorsque les tubercules sont
ouverts, par l'excrétion d'un pulvin morveux,
exhalant une odeur fongueuse, fétide. Les ravages que ces champignons tuberculeux font
au poumon s'appellent morve, qui est aussi le
nom du pulvin expectoré. Ce pulvin contient
des miasmes d'une activité germinale, de laquelle on défend difficilement les chevaux
sains. L'homme est sujet aux mêmes tubercules et aux mêmes accidens qu'ils font éprouver aux chevaux, et l'expectoration est aussi con-
tagieuse dans les pays chauds, que la morve
des chevaux. Cette contagion phthisique est
si bien reconnue, que le propriétaire du lo-

gement du phthisique décédé, a le droit par la
coutûme, d'exiger, et il l'exige toujours, d'en
faire récrépir les murs, et de faire remplacer les
meubles qui ont servi au pulmonique. On prend
dans le midi les précautions aussi minutieuses
contre la contagion de la pulmonie, que l'on les
prend ailleurs contre la contagion de la morve.
Les caractères équivoques de la paraphrénésie
et les tubercules du cerveau qui déterminent
la phrénésie, rapprochent les lésions du diaphragme de celles du cerveau ; toutes deux
ayant pour cause des tubercules suppurans,
mettent sur la voie de détruire les tubercules du
poumon par les tubercules du cerveau.

Je propose, en attendant que les médecins
et les vétérinaires ayent travaillé à confirmer
les vérités que j'offre à leur méditation, de
faire des entes successives sur les phthisiques,
pour les délivrer des tubercules mortels qui
désorganisent le poumon, et éteignent leur vie.
La première indication en se guidant sur ce qui
s'est passé dans la femme M.***, est d'arrêter
la fermentation fongueuse du poumon et si-
multanément de la développer dans le cerveau.
La jalousie, affection morale véhémente, a porté
la perturbation dans le cerveau de cette fem-

me, et a laissé le poumon dans une inertie complète ; le travail de l'élaboration du pulvin a cessé, la suppuration s'est tarie, et enfin toutes causes de toux ont disparu. Le cerveau a contracté par la violente action de la jalousie, une fermentation fongueuse qui a servi de refuge aux tubercules épanouis du poumon, où ils ont été conduits par une métastase, pour y puiser le pulvin conservateur. Aussitôt que les tubercules ont eu gagné le cerveau, la phrénésie a sucédé à la phthisie. Soit que le diaphragme ait été l'intermédiaire entre le poumon et le cerveau, pour transmettre à ce dernier, les tubercules suppurans, soit qu'ils y soient parvenus par une voie plus courte, ils n'y sont pas moins arrivés. La paraphrénésie annonce que les anciens ont entrevu quelque chose de semblable. Ce phénomène les a constamment, fortement préocupés, et cette préocupation s'est perpétuée jusqu'à Boerhaave.

Lorsque la phrénésie est dans toute sa violence, on doit inoculer l'uredo quarténaire à la membrane pituitaire ; l'inoculation aurait ce résultat nécessaire si elle était pratiquée sur le cerveau ou ses enveloppes ; mais alors il faudrait trépaner. On ne risque rien de tenter cette opération sur un cheval morveux condamné par la loi, à être abattu.

Il faudra, par de vapeurs douces de suif que j'ai fait connaître dans le temps, ou par des fumigations résineuses, suspendre la fermentation fongueuse du poumon, avant d'inoculer par le pus rendu dans les crachats ou en morve, le tubercule pulmonaire.

Lorsqu'on manquera du pulvin de l'uredo quartenaire, on établira le phrénétique dans une habitation située au bord d'un marais fièvreux ; il pourrait se faire qu'il fût infecté dans un temps plus ou moins long, de l'uredo de la quarte. Il serait placé là avec plus d'espoir de guérison que dans les pays et les maisons les plus salubres. Les maisons de fous sont presque toutes situées sur des éminences et exposées à des courans d'air pur ; un marais d'où il se dégage des miasmes, répandent un agent curatif pour les phrénétiques et toutes les folies dépendant des pulvinaux qui se nourrissent dans l'intérieur de la tête, et c'est le plus grand nombre.

DEUXIÈME PARTIE.

Miasmes volatils.

—

CHAPITRE X.

Nébulosité.

La couleur blanche distingue les miasmes fixes des miasmes volatils ; ces derniers sont tous jaunes, rouges et noirs, ou d'une couleur qui approche de ces trois couleurs primitives. C'est d'après ces caractères distinctifs et constans, que les anciens ont appelé la propagation des maladies par les miasmes colorés, *infectio*, teinture, et la propagation par les miasmes blancs ou fixes, *contagio*, parce que ces miasmes ont besoin, pour s'insinuer d'un individu dans un autre, d'une action mécanique qui mette en contact un sujet sain avec les miasmes fixes ; tandis que les miasmes colorés infectent un végétal et un animal, par le concours des vapeurs aqueuses que j'appelle nébulosité.

Les traducteurs ont pris *nebulositas* pour brouillards épais : ils peuvent avoir raison ; d'après cette interprétation reçue sans opposition, je suis obligé d'avertir que je me sers de

nébulosité, pour exprimer les propriétés méconnues, du moins quant à l'homme, par les
modernes, que les vapeurs aqueuses ont de
conduire en bas, d'aplomb, obliquement,
plusieurs agens puissans de la nature. J'ai signalé ces agens il y a bien des années ; on n'a
pas voulu comprendre les grands rôles qu'ils
jouent sur les êtres vivants et en physique. Il
est temps que le nébulisme pénètre dans les
sciences, pour que l'agriculture, l'hygiène et
la physique ne soient pas réduites à invoquer
les lumières des paysans provençaux, sur l'action désastreuse des *nebles*, nom qu'ils donnent
aux brouillards infectans. Ils nomment aussi
fille *neblade*, une fille chlorose.....

Si le cultivateur redoute avec raison les
brouillards infectans, lui qui n'a que ses récoltes
compromises par les pulvinaux qui sont conduits sur elles du sein de ces nébulosités mal-
faisantes : le médecin dont la vie est menacée
par la transpiration de l'infecté qu'il soigne, et
par sa propre transpiration qui attire à elle les
miasmes infects et les amène sur lui, doit-il à
plus forte raison se pénétrer de leur malignité, et en étudier les causes, tant pour sa con-
servation, que pour agir avec une assurance
fondée sur son art, quand il règne des pestes.

CHAPITRE XI.

De la Nébulosité domestique.

Le vin se conserve bien, dans une bouteille bouchée et renversée de manière que la liqueur couvre le bouchon intérieurement, quand même la bouteille ne serait pas tout-à-fait pleine : tandis que dans une bouteille en vidange, debout, mal bouchée ou débouchée, il se forme au-dessus du vin, des fleurs ou mousses qui sont un pulvinal, provenu de miasmes procréés par la fermentation putride du vin et par la vapeur qui s'élève de ce même vin, à la moindre variation de température. Les miasmes trouvent dans le vin, un pulvin propre à leur développement, et donnent naissance aux fleurs ou mousses de ce liquide. Toute espèce de sirops, de robs, d'extraits, de conserves, de confitures, sont sujets à se moisir par la fermentation et le nébulisme, s'ils ne sont pas assez cuits. Aucune moisissure, aucun pulvinal ne peut s'engendrer, ni se propager sans nebulosité, elle concourt à la formation de tous les putripares.

Les excrémens, le bois, les légumes qui sé-

4..

journent dans les caves, les souterrains, dans la terre, se moisissent en se recouvrant de duvet, de mousses de différentes couleurs et de différentes formes ; elles doivent leur génération spontanée aux vapeurs qui extraient les miasmes colorés des matières en putréfaction, d'où s'élèvent des émanations qui par leur méphytisme, ont acquis la propriété de concourir à la création des miasmes des mousses de la moisissure.

Les hommes qui sont renfermés dans des prisons, dans des cachots, dans des basses fosses, entassés dans les hôpitaux, dans les camps, dans les vaisseaux, se moisissent, c'est-à-dire, qu'il se forme sur eux des pulvinaux du genre des champignons urédinés ; ils sont rouges et bleus, quand la moisissure est scorbutique ; jaunes quand elle a lieu dans les prisons ; en Amérique et dans les hôpitaux, elle occasionne le typhus ictérode ; l'urédo bleu vient de la moisissure céréléique qui caractérise le choléra asiatique appelé par les nosographes *ileus* des Indes. Ces typhus sont ou spontanés, ou communiqués par les miasmes des urédos ictérodes et céréléiques, semés sur les individus qui récèlent un pulvin propre à les nourrir.

Ils sont spontanés dans les lieux humides, inaérés et putréfians.

—

CHAPITRE XII.

Des Conducteurs des miasmes.

Les miasmes sont ou blancs fixes, c'est-à-dire, réflechissant la lumière, ou de la couleur bleue allant jusqu'à l'apparence du noir le plus foncé qui absorbe beaucoup de lumière, de la couleur rouge qui absorbe moins de lumière, et de la couleur jaune qui en absorbe encore moins. Je vois clairement et les anciens paraissent l'avoir vu avant moi, que les couleurs sont une concentration des miasmes. Plus la couleur est intense, plus la concentration est grande. Toute génération a lieu par des miasmes ; ceux des animaux sont blancs et fixes ; ils sont conduits par un liquide. Une classe de pulvinaux a des miasmes blancs fixes, comme les animaux. La génération des autres pulvinaux et celle de tous les végétaux, s'opèrent par des miasmes colorés.

Les conducteurs des miasmes colorés ne peuvent être que sous la forme gazeuse : ils sont de deux espèces : les secs et les humides.

Les secs sont les aromes et l'hydrogène ; les humides sont les nébulosités météoriques et les exhalaisons humides.

Les arômes concourent à la génération de presque tous les végétaux en volatilisant le pollen. Les aromes proviennent des huiles volatiles. Les huiles tant volatiles que fixes, sont des aggrégés dans lesquels l'hydrogène est l'ingrédient dominant. La moindre chaleur désunit ce gaz, des huiles aromatiques ; c'est ce qui leur a fait donner le nom d'huile volatile ; tandis que pour désaggréger l'hydrogène des huiles fixes, il faut qu'elles soient en contact avec le calorique ardent. L'hydrogène pur est inodore, il n'est odorant que parce qu'il est allié avec un des ingrédiens des aggrégés dont il fait partie. D'après cela. il n'y aurait en réalité, que deux conducteurs des miasmes colorés, l'hydrogène et les vapeurs aqueuses.

Les arômes par l'hydrogène, et l'hydrogène par lui-même, élèvent les miasmes colorés plus ou moins haut ; dans la fécondation des fleurs, les miasmes sont enlevés à l'arôme par les vapeurs des fleurs. Dans celles de la dioécie, le vent leur pousse l'arôme miasmaté du mâle, et la transpiration érotique de la fleur femelle s'empare des miasmes fécondans , et les conduit dans l'ovaire. Si j'avais besoin de preuves vivantes pour confiance le dégagement de l'hydrogène mêlé aux huiles volatiles des fleurs , je n'aurais qu'à énumérer celles qui comme la capucine, s'enflamment à l'approche d'une bougie allumée. J'ai des expériences plus positives et qui généralisent mieux ce phéno-mène ; mais ce n'est pas le cas d'interrompre l'enchainement de notre doctrine.

Il y a 25 ans que des bergers et des enfans qui gardaient des bestiaux dans la prairie de St.-Vrain (Seine et Oise) , ramassèrent des feuilles et du bois mort : ils y mirent le feu pour se chauffer. Ils virent avec effroi que le feu gagnait toute la surface de la prairie. Les autorités de cette commune envoyèrent un exprès en toute hâte, prévenir le juge de paix d'Arpajon, de cet évènement. Ce magistrat m'en demanda l'explication. Je lui dis qu'il s'élève des prairies marécageuses par la putré-faction immersive des matières végétales , une grande quantité d'hydrogène qui sort lorsque la prairie est à sec comme dans ce moment, par les fentes que la sécheresse occasionne aux terres bourbeuses , et que ce gaz étant inflammable, avait pris feu à sa sortie auprès du feu des pâtres, et que le feu s'était communiqué de proche en proche, au gaz qui s'élevait dans toute l'étendue de la prairie. Si la prairie avait été défoncée et que la chaleur eût animé les miasmes, ils auraient engendré des fièvres intermittentes.

Les hydrogènes qui se dégagent des matières en putréfaction comme celui qui se répand des marais, sont chargés de miasmes colorés qui se déposent sur les métaux, où ils se montrent avec la couleur particulière aux différentes infections.

Les vapeurs conduisent réellement les miasmes colorés; il les conduisent en tous sens et d'après la direction qu'ils prennent eux-mêmes; mais ils ne peuvent s'élever au-dessus du niveau d'où les vapeurs les ont extraits. Si l'hydrogène miasmaté, en gagnant la région supérieure que sa légèreté lui assigne, passe à travers une nébulosité, elle lui enlève ses miasmes, et les conduit sur les corps qui sont au-dessous du point où s'exécute l'extraction. Les matières colorantes le sont par des miasmes noirs en réalité bleus, rouges et jaunes, concentrés dans leur contexture. Ces matières,

soumises à la vapeur de l'eau sur un diaphragme fixé dans un alambic, par une distillation ordinaire, cédent à la vapeur : ces
miasmes colorés, elle les conduit dans l'eau
de la cucurbite, d'où provient cette vapeur conductrice. Aucun de ces miasmes ne peut dé-
passer le diaphragme, pour se répandre dans
la portion de la même vapeur qui occupe le
chapiteau. Les miasmes sont contraints de descendre dans les nébulosités, au lieu qu'ils
sont élevés, entraînés par les effluves onctueux.
Cette loi est l'inverse de la gravitation ; car l'eau
étant plus pesante que l'huile doit porter un
plus fort poids que ce dernier liquide. Le gaz
hydrogène conduit les miasmes colorans de la
même manière que les métaux conduisent le
fluide électrique. Le fait suivant ne laisse aucun doute sur sa faculté conductrice. J'ai fait
donner un lavement de camomille ; j'ai été très-
étonné que l'individu qui n'avait fait aucun
usage de camomille en boisson, ait rendu des
humeurs colorées en bleu par un vomissement
spontané. J'infère de là que l'hydrogène qui
occupe les intestins, aura conduit les miasmes
bleus dans l'estomac.

J'ajouterai à ce fait étrange, un autre fait

qui ne l'est pas moins : beaucoup de médecin s
doivent avoir observé que pendant qu'ils trai-
tent des malades, qui exhalent de leur corps,
ou de leurs excrétions, une odeur infecte, les
vents rendus par eux ont contracté l'odeur de
l'infecté ou de ses matières. Je pense que ce
phénomène dépend de la communication qu'il
y a entre le poumon, le foie et la rate, trois vis-
cères que je considère appartenir au système res-
piratoire ; et par cette communication, la rate
transmettrait à l'hydrogène contenu dans les
gros intestins, cet arôme infect. La preuve que
la rate et le foie participent à la respiration, est
qu'il se forme des cancers dans ces deux viscè-
res comme dans le poumon. Les cancers ne
pouvant se passer d'oxigène, la respiration doit
le leur transmettre à tous les trois en même
temps.

Un atôme d'acide fait virer un fort volume
de teinture de tournesol, en rouge : tous les
miasmes bleus qui colorent l'eau, acquièrent
la couleur verte par l'addition d'un atôme d'alcali. Les miasmes paraissent dans leur conver-
sion, dans l'infection et dans leur translation,
doués d'une espèce de vie ; et ils n'ont aucun
analogue parmi le reste des agens physiques et

chimiques. On saura par l'observation bien dirigée, l'influence que les miasmes rouges qui colorent le sang, les miasmes jaunes qui colorent la bile, le jaune d'œuf, et les miasmes blancs, qui colorent les nerfs, ont sur les fonctions des animaux.

—

CHAPITRE XIII.

Distillation diaphragmatique.

Il y a longtemps que j'ai fait connaître cette distillation, par la publication d'une brochure. Humilié comme médecin, de ce que nonobstant cette publication, l'eau de lys, de fleurs de tilleul, restassent au rang des eaux aromatiques, j'adressai, pour corriger ce contresens pharmaceutique, à l'école de médecine, des échantillons des eaux odorantes de lys et de tilleul, avec le procédé de la distillation diaphragmatique par lequel je les avais obtenues. Tout en me remerciant par l'organe de M. Leclerc, l'école ne laissa pas moins subsister l'erreur dans les pharmacopées. Il y a huit à neuf ans que je communiquai au ministre de l'intérieur, mon nouveau mode de distillation ; il le renvoya à l'Académie de médecine pour l'examiner. La section de chimie fut chargée d'essayer cette distillation. D'après son rapport, elle ne vit dans la distillation dia-phragmatique, qu'un procédé pour cuire les légumes. Elle ne s'occupa que de l'action des vapeurs sur la cohésion des matières qui leur sont soumises sur le diaphragme. Les commis-saires furent sans doute frappés de voir que les racines sèches d'iris, de grande consoude, qui ont la consistance et la dureté du bois, fussent réduites en pulpe. J'avais mentionné cet effet dans mon mémoire pour l'exactitude de la des-cription ; mon but manifeste était de montrer l'action de la vapeur dans son ascension sur les arômes, et son pouvoir pour conduire les miasmes colorés au-dessous du diaphragme. Ces deux phénomènes remarquables furent inaperçus.

J'ai tort de dire inaperçus : M. Henry phar-macien, a depuis rendu la distillation diaphrag-matique usuelle en se disant l'auteur de cette découverte. Je lui rends grace d'avoir opéré un redressement important dans son art.

Malheureusement la section de médecine ne s'occupa point de cette distillation ; elle aurait peut-être compris que les miasmes colorans pouvaient porter quelques lumières dans la médecine.

Deux actions de la vapeur dans la distillation diaphragmatique, sont reconnues d'une grande utilité ; l'une procure des eaux distillées de tous les végétaux odorans, et l'autre réduit en pulpes, des substances alimentaires et propres aux arts. Il ne reste plus qu'à populariser la connaissance de la puissance des vapeurs sur les miasmes colorés, pour prévenir et empêcher leur influence désastreuse sur la salubrité publique. Il est bien étonnant qu'une académie où les lumières ne manquent certainement pas, ne soit pas entrée dans mes vues ; on aurait par le poids qu'elle aurait donné à mon travail, connu à temps utile la nature de l'infection du choléra et autres affections pulvinales, si elle avait examiné les produits descendans de la distillation diaphragmatique.

Cette distillation consiste simplement à ajouter aux alambics ordinaires, une cloison perméable entre la cucurbite et le chapiteau, sur laquelle on place les matières qu'on veut soumettre à la puissance décomposante de la vapeur ; cette cloison est un vrai diaphragme qui partage les propriétés de la même vapeur. Celle qui se trouve entre le diaphragme et l'eau de la cucurbite, soutire les miasmes colorans, et les conduit dans l'eau où ils se distribuent uniformément : celle qui dépasse le diaphragme, emporte avec elle les arômes que les matières soutenues par ces diaphragmes, contiennent.

Il y a deux puissances opposées qui volatilisent l'eau, et tous les effluves; l'oxigène et l'hydrogène; j'appelle les vapeurs de l'eau volatilisée par le calorique, telles que celles qui s'élèvent de l'eau bouillaéte, vapeurs sur-oxygénées, et celles excrétées par les plantes, les animaux, et répandues par la putréfaction, vapeurs sur-hydrogénées. Les caractères de ces deux espèces de vapeurs, sont bien tranchés. Les sur-oxigénées comprimées manifestent du calorique, semblablement à l'oxigène lui-même; et de plus le froid leur redonne la fluidité, ainsi que cela a lieu dans les machines à vapeur. Les sur-hydrogénées (1) ont, au contraire, leur séjour dans les régions glaciales, sur les montagnes où il règne un hiver éternel.

(1) *Sur-hydrogénées* est un barbarisme, le mot propre serait *phlogistiquées* de Sthall et de Maquer ; mais il faut céder aux idées fixes.

Saussure a observé que les brouillards étaient composés de globules creux , ainsi que les vapeurs sur-oxigénées ; mais il n'a pas connu les agens qui occupent ces ballons microscopiques. Les sur-oxigénés le sont par le calorique , et les sur-hydrogénés par le fluide électrique. Quoi qu'il en soit, les vapeurs sur-oxigénées, comme les vapeurs sur-hydrogénées , ont le même pouvoir pour extraire et conduire les miasmes colorans.

Voici un exemple de l'effet opposé des deux espèces de vapeurs , important à connaître pour l'économie domestique. Le blé moulu très-sec, rend une farine qui absorbe l'humidité en assez grande quantité , toujours considérable dans les moulins, tant par les exhalaisons marécageuses, tant par la transpiration animale , que par les nébulosités hygrométriques aériennes.

La vieille farine est meilleure que la nouvelle : celle-ci fermente mal, prend moins d'eau , donne moins de pain et d'un goût peu agréable. Aussi les boulangers employent-ils rarement de la farine nouvelle. Cela vient de ce que la nouvelle est infectée par l'humidité qu'elle a absorbée au moulin. En la gardant elle se sèche complètement. En séchant elle se tasse ; s'il survient de l'humidité lorsqu'elle a fait son tassement, elle ne s'insinue que dans la couche de la surface, et ne peut pénétrer avant. Employée dans cet état, elle donne plus de pain et d'une meilleure qualité, que si elle était nouvelle.

Pour procurer à la farine récente la bonté de la vieille, il n'y a qu'à la débarrasser des vapeurs sur-hydrogénées dans une étuve ; les boulangers le peuven dans leurs fours ou au-dessus. La chaleur la séchera en peu d'heures, aussi complètement que si on 'a gardait six mois dans un lieu sec. En la soumettant enveloppée dans un linge, sur le diaphragme à la vapeur, la nébulosité sur-hydrogénée passe dans le récipient, où elle decèle par son odeur, sa corruption, et la farine ainsi purgée est parfaite. La différence de l'action de la vapeur sur-hydrogénée, d'avec la vapeur sur-oxigénée, est bien évidente dans la panification. La farine désinfectée par la s mpl dessication, pétrie avec l'eau chaude ou sur-oxigénée, fait de bon pain ; tandis que les farines nouvelles, étant infectées par des vapeurs sur-hydrogénées, en font du mauvais.

CHAPITRE XIV.

Nébulosité conductrice des Miasmes colorés sur les céréales.

Les graines des végétaux sont fécondées par des pollen jaunes, rouges et bleus. Ces pollen sont une aggrégation de miasmes qui perpétuent l'espèce dont ils proviennent quand ils s'insinuent dans l'ovaire ; cet aggrégé est une poussière toujours très-colorée qui paraît exercer sa puissance fécondante sur tous les pulvinars, tant végétaux, qu'inorganiques. Quelques pulvinaux répandent dans l'atmosphère, une poussière miasmatique colorée qui ressemble au pollen ; elle engendre les pestes céréales. Par exemple, la poudre de la carie du blé, qui exposée à la chaleur, perd son odeur infecte et ne conserve plus que l'odeur de champignon.

Les vapeurs aqueuses conduisent les miasmes colorés des uredo, par une propriété que nous avons découverte, et constatée dans la distillation diaphragmatique, depuis longtemps reconnue par les cultivateurs. La nature a doué les vapeurs aqueuses du pouvoir de con-

duire en bas les miasmes colorés, pour féconder les plantes ; les affluves humides qui sont
sur les fleurs, s'emparent des miasmes du pollen, et les chassent dans l'ovaire qui leur est
inférieur.

Dans les temps secs, la poussière fécondante,
par sa ténuité, forme un léger nuage apparent
ou invisible, qui s'élève quelquefois fort au-
dessus de la plante d'où il émane. Si pendant
cette ascension, il survient des brouillards qui
se mettent en contact avec le tourbillon pollé-
nique, et avec un champ de blé qui soit inférieur au point de départ du pollen, les miasmes colorés suivront une diagonale, pour aller
infecter le blé qui éprouve spontanément la
putréfaction urédinée, ou qui la subissait déjà.
Ces miasmes engendrent, s'ils sont jaunes, l'u-
redo de la rouille ; s'ils sont rouges-bruns, l'u-
redo de la carie ; s'ils sont bleus, l'uredo noir,
ou charbon. Le peuple a-t-il raison d'attribuer à la fleur de l'épine vinette, la propriété
d'infecter les céréales, de rouille ?

Je n'ai suivi que l'action de l'épine-vinette,
dans des expériences faites par M. Andrieu à
Cheptainville, canton d'Arpajon ; je vais reproduire le compte qu'en rendit le secrétaire
de la société d'agriculture de Seine et Oise.

« En 1819, M. Andrieu a répété les expériences de M. Ivart, en soumettant un champ à
l'influence de l'épine-vinette. Vous savez, Mes-
sieurs, dit le Secrétaire, que le résultat de cet
essai a été tout-à-fait différent de ceux de
M. Ivart, mais ce savant professeur ayant fait
observer, que la transplantation de l'arbrisseau
avait probablement affaibli la vigueur de ses
émanations, M. Andrieu se décida à recom-
mencer ses expériences et il s'est empressé de
vous en rendre compte cette année.

« Le 1.er juillet 1820, notre collègue se rendit
à Alfort pour observer les céréales que M. Ivart
avait semées autour d'un pied d'épine-vinette;
il reconnut que les blés, les seigles qui entou-
raient cet arbrisseau, étaient complètement
rouillés ; tandis qu'à son départ de Cheptainville, il n'avait observé aucune altération sur
ceux qu'il avait placés dans cette même circon-
stance ; de retour sur sa propriété, le 1.er juillet, M. Andrieu s'empressa d'aller visiter le blé
qu'il avait mis en expérience, et il reconnut
à son grand étonnement, qu'il était dans le
même état de rouille, que ceux qu'il venait
d'observer à Alfort. Comme il s'empressa de
recueillir les circonstances qui avaient précédé

5..

ce phénomène, il apprit que la veille le vent avait été constamment au Nord, que la nuit et la rosée avaient été très-froides , et que le soleil ne s'était montré que dans le courant de la journée. A cette époque M. Andrieu remarqua, qu'une pièce de blé qui était séparée du pied de l'épine-vinette par une bordure de bois de six mètres, par un mur de trois mètres de hauteur qui n'était pas dépassé par le bois, et par une avenue d'ormes de douze mètres, n'avait encore éprouvé aucune altération ; mais huit jours après , les circonstances atmosphériques qui avaient accompagné la première expérience, s'étant représentées , la pièce de blé éprouva la même altération, et d'une manière d'autant plus fâcheuse qu'elle ne parviendra pas en maturité. »

M. Andrieu m'engagea d'aller visiter ses blés infectés par l'épine-vinette. Je vis un triangle en blé rouillé , dont le sommet se trouvait au pied de l'arbrisseau miasmaphore, et se prolongeait en s'élargissant, au moins de trois cents mètres, dans la pièce de blé au-delà de l'avenue plantée d'ormes. La direction de ce triangle était du Nord-Ouest, au Sud-Est. L'infection avait pris ces dimensions par les obstacles que

la nébulosité qui était chassée par le vent Nord-
Ouest , rencontra. Ces obstacles étaient le châ-
teau et une allée couverte du parc , qu'elle ne
put franchir qu'en passant par dessus, pour
arriver à la direction de l'épine-vinette. Les
miasmes jaunes de l'arbrisseau , soit qu'ils provinssent de la fleur, soit qu'ils provinssent d'é-
manations jaunes dont cet arbrisseau est abondamment fourni , étaient enveloppés dans la
nébulosité, et conduits par elle sur le blé qu'elle
touchait. Une particularité de cette expérience
digne d'être notée, est que les premières vapeurs commencèrent le triangle d'infection,
et huit jours après, des nouvelles vapeurs
l'achevèrent au-delà de l'avenue en conservant
la même direction. Les premiers miasmes de
l'épine-vinette descendirent en s'élargissant
jusqu'au bois ; les seconds envahirent avec
une si grande rapidité la large surface du
triangle, qu'ils ont dû être produits par un
foyer beaucoup plus considérable que l'épine-
vinette ; ce foyer ne peut être que le blé
infecté en premier lieu par l'arbrisseau. La
métamorphose du blé, de l'orge, etc., en uredo,
de la carie, de la rouille et du charbon, con-
firme la métamorphose des graines en cham-

piguons, que j'ai annoncée dans la première partie. Dans la distillation diaphragmatique, les miasmes colorans ne pouvant monter dans les vapeurs, sont contraints de descendre en tous sens, plutôt obliquement que perpendiculairement, par la répulsion de la nébulosité.

Le pollen de certaines herbes qui salissent les céréales, sont peut-être des miasmes de la carie et du charbon, quand ces deux pulvivinaux ne sont pas héréditaires. Le peuple croyait et croit encore dans quelques contrées, que la carie est occasionnée par la nielle et il appele cet uredo nielle, et le peuple a raison ; il faut restituer le nom de nielle à ce champignon. Les provençaux ont considéré de tout temps, le charbon comme un parasite qu'ils nommèrent mascarun, de masquer, noircir, ce nom vaut mieux que charbon. La rouille ou roui, la nielle et le *mascarun* sont trois champignons classés par les botanistes, parmi les uredo. Ce sont en réalité des polypes terrestres, car ils marchent, ils mangent et produisent des miasmes jaunes, rouges, noirs ou bleus qui les propagent.

Une expérience célèbre en agriculture, du vénérable M. Tessier, de l'Institut, met en doute la vitalité des gemmes bruns de la nielle, quoiqu'il ait été constaté qu'ils survivent à une chaleur de 50.° M. Tessier a extrait, par la distillation à feu nu, de l'huile du blé niellé ; il a frotté des grains de blé sain avec cette huile, et ce blé semé a produit des épis niellés. Ce phénomène n'est pas inexplicable, même en supposant que le blé huilé ne possédât pas des miasmes héréditaires, et qu'il n'ait pas été infecté dans le champ. Le feu liquéfie d'abord l'huile de la nielle qui touche à la cornue, et la volatilise ; les vapeurs huileuses se font jour à travers la poudre encore intacte, elles entraînent avec elles des miasmes qui n'ont essuyé qu'une chaleur au-dessous de 50°, incapable de leur faire subir une altération. La distillation d'un liquide ne dégage les vapeurs, que quand toute la liqueur a acquis une température nécessaire à son expansion. Il en est tout autrement pour les poudres, pour les corps solides. La partie qui touche la cornue ou la cucurbite, peut être calcinée, tandis que le centre de la poudre n'a encore qu'une basse température : cela dépend de l'aptitude de la matière distillée à conduire le calorique.

De ce que les vapeurs aqueuses ont la propriété de précipiter les miasmes colorés , on ne peut pas inférer que les vapeurs huileuses ne pourraient pas élever les miasmes. D'abord , l'expérience de M. Tessier prouverait qu'elles possédent cette propriété. Les vapeurs huileuses entraînent toujours dans leur ascension, des miasmes colorans : d'où il suit que , dans cette fameuse expérience, les vapeurs huileuses ont emporté des miasmes de la nielle , inaltérés au point de conserver leur aptitude à propager cet uredo.

Il est remarquable que Titlet, vers le milieu du 18.° siècle , disait que la carie ne se forme pas d'elle-même , qu'elle est un mal étranger à nos climats , et qu'enfin elle a beaucoup d'analogie avec ce fléau redoutable et destructeur que nous devons à la découverte du Nouveau-Monde.

CHAPITRE XV.

Des vapeurs aqueuses conductrices des miasmes colorés sur l'homme.

Sur l'homme comme sur les animaux et les céréales , ce sont les vapeurs aqueuses qui sont les conductrices des miasmes des pulvinaux pestilentiels. Les anciens , comme je l'ai observé à plusieurs reprises , trouvaient une telle analogie entre l'infection et la teinture , qu'ils n'avaient qu'un même nom pour exprimer l'art d'appliquer les couleurs et la propagation des pestes. D'après l'homonymie de ces deux synonymes latins , ils connaissaient principalement et exclusivement, les pestes caractérisées par les différentes couleurs des éruptions propagatrices. Ainsi ils étaient certains que le typhus ictérode et l'iléus des Indes étaient contagieux; tandis que, par je ne sais quelle aberration , un bon nombre de médecins nient leur propagabilité. Les anciens n'ont pas cherché à prouver l'évidence : ils ont vu , il y a deux ou trois mille ans , ce qu'on n'aperçoit pas aujourd'hui , des pestes noires ou d'un bleu intense , des rouges, des jaunes ; ils ont vu que des individus qui avaient des relations avec les hommes colorés par la peste, étaient teints de la même couleur, par les émanations de ces derniers. Les couleurs pestilentielles sont étrangères à l'homme dans le sens des anciens ; et dans la réalité, ce n'est pas l'homme qui est teint, ce sont des êtres parasites, qui se nourrissent sur l'homme, qui ont en propre ces différentes nuances. Ces êtres sont des champignons proéminens ou superficiels et plats, tels que des uredo semblables à ceux de céréales, les proéminens tels que les bubons noirs et les pétéchies pourprées.

Ces champignons pustulaires, ces uredo sont des miasmaphores pulvinaux qui répandent dans l'air, par leur coloration, beaucoup de miasmes colorés : ils sont tous précipitables par les vapeurs aqueuses. L'homme étant en transpiration tant qu'il vit, il porte partout avec lui la faculté de précipiter sur sa peau et dans ses organes extérieurs, les semences de pestes. Aussi avec quelle rapidité les pestes buboniques de l'Egypte, les typhus ictérodes, céréléiques du choléra, du pourpre, tous effets des champignons chromatiques, se propagent-ils, dans les camps et chez les hommes qui, par

leur entassement , émanent des nébulosités
épaisses. Ces vapeurs précipitent sur les individus rassemblés , des nuées de miasmes à l'absorption desquels ils ne peuvent se soustraire,
tant qu'ils y sont exposés sans défenses. Non
seulement cette vapeur s'empare des miasmes
répandus dans l'atmosphère ; mais elle les
saisit sur les miasmaphores., et les converge
dans les pores exhalans. Je m'en suis convain-
cu par la convergence des miasmes colorans,
dans un flacon que j'avais placé dans la cucurbite d'un alambic armé d'un diaphragme. Il
faut cependant que l'individu qui absorbe les
miasmes possède le pulvin nutritif, pour qu'ils
germent et croissent : sans cela ils resteraient
stériles.

L'étude de la nébulosité, comme conductrice des pollens, est plus importante pour le
médecin que toutes les autres branches de la
médecine, tant pour qu'il sache se préserver
des infections contagieuses , que parce qu'elle
donne à l'hygiène des procédés sûrs , pour arrêter les progrès de la contagion, et même pour
l'éteindre.

Je ne crois pas que la transpiration insensible individuelle d'été , soit assez épaisse pour

précipiter les miasmes colorés ; mais s'il s'y joint la sueur, alors il est inévitable que l'homme en sueur, pourvu de pulvin nutritif pestentiel qu'il recèle, n'absorbe pas les miasmes ambians qu'il aura laissé arriver sur lui, et qu'ils n'engendrent pas la peste, le typhus jaune et le céréléïque des Indes ; effets des champignons bleus, rouges et jaunes de l'homme. La transpiration de plusieurs individus réunis, devient un brouillard humide, capable de propager et de faire naître des pestes. Les brouillards météoriques sont aussi bons conducteurs de miasmes des pulvinaux typhoïdes, que de ceux des uredo des céréales.

CHAPITRE XVI.

Miasmes fixes tant qu'ils sont blancs, et volatils devenus colorés.

Il y a quelques champignons qui ont ce double mode de propagation, la vesse de loup probablement. Parmi les pulvinaux de l'homme, je ne connais que la petite-vérole.

Les champignons pustulaires qui consti-

tuent la petite-vérole, suppurent après avoir
acquis leur entière croissance; leur pus comme
le blanc des champignon synoque ombrellé du
crotin, s'inocule et produit une petite-vérole
bénigne, parce que ce pus n'a pas encore été
infecté, et que les miasmes n'ont pas été colorés
par la putréfaction colorante ou urédinée.
A l'époque de la desquamation, le pus est de-
venu une poussière noire; du moins, la portion de ce pus qui est désseché, cette poussière,
qui est un tourbillon de miasmes volatils de
la petite-vérole, comme le pollen des fleurs,
voltige dans l'atmosphère, et par l'action des
vapeurs aqueuses, s'insinue dans les pores
de la peau des individus qui n'ont pas perdu
le pulvin variolique par une première éruption. Cette infection s'opère de la même manière que celle produite par les autres miasmes
volatils.

Pour faire périr les champignons pustulaires
de la variole, il faut évacuer tout le pulvin
qui les nourrit. La discrette doit être aban-
donnée à l'action de la nature, ses champignons gros et distincts ne vivent pas long-temps.
Il est rare qu'ils causent des accidens graves.
Il n'en est pas de même de la confluente, dans

laquelle les pustules sont petites et innom-
blables, elle est très-souvent fatale, lorsqu'elle
est livrée à la nature ou mal traitée. On tient
le variolé, pour le préserver d'accidens funestes
et de la mort, à la diète, on lui applique un large
vésicatoire à la nuque et un à chaque jambe ;
on les entretient jusqu'à la desquamation, en
suppuration. J'en ai fait fortement suppurer
trois, pendant quatre mois à un sabotier, malgré que la gangrène se soit manifestée plusieurs
fois durant ce long espace de temps, sur ces
plaies. Ce variolé est tombé dans le marasme ;
la desquamation a eu lieu, et il est entré en
convalescence ; il est sorti quinze jours après
la chute des croûtes, de l'Hôtel-Dieu d'Arpajon où je l'ai soigné ; il a été long-temps à
reprendre son embonpoint ordinaire. Pendant
les quatre mois que sa variole a duré, il était
sans connaissance. Je suis parvenu évidem-
ment, par cette longue suppuration des vésicatoires et par la diète, à épuiser le pulvin variolique ; pratique qui m'a réussi chez d'autres variolés.

. CHAPITRE XVII.

De Miasmes volatils des marais.

Les miasmes des marais sont colorés en
rouge-brun, et conduits par les vapeurs aqueuses comme tous les miasmes volatils ; mais
ils ne paraissent pas provenir d'un pulvinal.
Ils se forment spontanément par la putréfaction des végétaux soumis par l'homme, ou naturellement, au rouissage immersif : cette putréfaction ne diffère pas de la putréfaction urédinée. La longue macération nécessaire pour
rouir, décompose les végétaux ; l'eau opérant
cette décomposition, détache leurs molécules
qui se précipitent sur la vase et se confondent
avec elles. Si cette vase est émergée, la chaleur
exalte la putréfaction , volatilise les miasmes
moléculaires qui sont les miasmes de la putréfaction urédinée des marais. Ces miasmes s'é-
lèvent fort haut , comme je le ferai connaître
ci-après , se répandent fort loin , et infectent,
par l'action conductrice des brouillards , ou
seulement par l'abondante transpiration d'un
individu placé au milieu d'eux , s'il possède

leur pulvin. Ces germes , au lieu d'engendrer un pulvinal dans le foyer d'où ils émanent , vont au loin donner naissance à un uredo qui est l'uredo intermittent et membraneux du croup. Aucun auteur n'a signalé l'uredo sur l'homme : j'aurai de la peine à faire admettre ce parasite, invisible jusqu'à présent. Cependant le peuple dit : « La fièvre m'a chié sur les lèvres. » Il a pressenti , en s'exprimant ainsi , la vérité que je dévoile , en disant : l'uredo intermittent a quitté l'œsophage et l'estomac , pour fuir les amers , et la glace qui , arrêtant la putréfaction urédinée , le prive du pulvin nutritif. Cet uredo cause des symptômes périodiques, parce que , trouvant son pulvin nutritif dans l'estomac , l'œsophage et la bouche, suivant les degrés de force du travail digestif , il tourmente et il est paisible , suivant que ce travail lui fournit ses alimens ou l'en prive.

En 1787 , le premier garde du maréchal de Mouchy avait une fièvre intermittente tierce pernicieuse ; je fus appelé en consultation à une époque de la maladie où on avait perdu l'espoir de sauver le malade ; j'étais le plus jeune des médecins consultés. Mes confrères adoptèrent mon traitement plutôt par séduction que par

conviction. J'administrai un héroïque cordial
dans le frisson ; je donnai pour seule boisson,
une eau fortement acidulée par l'acide sulfurique ; après l'accès du froid dans lequel le
malade devait succomber , selon mes confrères , et l'accès de chaleur que j'avais modéré ,
j'administrai le quinquina ; la fièvre ne reparut
plus, le malade entra en convalescence. Je
fis continuer l'eau sulfurique ; il se détacha une
membrane assez épaisse qui tapissait l'œsophage , le gosier et la langue. La langue et le
gosier parurent dans leur état naturel après
avoir été dépouillés. Je ne soupçonnais pas
alors l'existence du champignon intermittent.
La membrane que nous prenions pour un
effet de la gangrène, ne faisait pas partie des
organes du malade. C'était des uredo de la
même espèce, accolés les uns aux autres , en
consistance de membrane.

La violente céphalalgie qu'on nomme fièvre
cérébrale, dépend de l'uredo intermittent qui
est l'aphthe la plus vagabonde des uredo-aphtho-
des ; elle se multiplie sur la langue, au gosier ,
souvent dans le nez : de là ces aphthes doivent
s'étendre jusque sur le cerveau et y produire
douleur, délire et toutes les pertubations qu'on

attribue à la fièvre cérébrale. Je viens de m'en convaincre, par une très-grave douleur de tête pour laquelle M. de Fonvielle, curé de Saint-Germain-les-Arpajon, m'a fait appeler. J'appliquai sur le siège de la douleur insuportable, située à la région supérieure du pariétal du côté droit, une compresse épaisse que j'imbibai sans discontinuer, d'éther sulfurique; la douleur ne tarda pas à se calmer, et presque aussitôt, elle fut remplacée par un fort mal de gorge, caractérisé par la gêne de la déglutition, par un goût détestable particulier à l'uredo intermitttent, une abondance de crachats dont quelques-uns étaient mêlés de sang. L'uredo était apparent au gosier, au nez où il occasionna une hémorrhagie. Une fièvre quarte qui n'a pas cédé à la quinine encore aujourd'hui, succéda quelques jours après la suppression d'un vésicatoire que j'avais prescrit, contre la cérébrale.

L'éther est préférable à la glace pour opérer le déplacement de l'uredo intermittent du cerveau, parce qu'il refroidit plus promptement le siège de la douleur qu'un corps solide, et ne rompt pas l'équilibre du calorique là où il n'y a pas lésion. Je n'ai pas plus d'intérêt à

préconiser la réfrigération cérébrale par l'éther
que par la glace ; car j'ai proposé ce dernier
moyen en 1789, dans mes Recherches sur les
vapeurs. On a encore exhumé de cet ouvrage
le plus puissant moyen à opposer aux douleurs
hystériques, le narcotisme dermal. Je suis
persuadé par une expérience qui m'est person-
nelle, que le froid glacial fait périr les uredo
intermittents, en arrêtant la putréfaction urédinée qui prépare le pulvin sans lequel ils ne
peuvent exister. Avant que je fusse médecin,
tourmenté par une fièvre tierce qui résistait
au quinquina depuis trois mois, je me plon-
geai le 10 décembre, à huit heures du matin,
dans une petite rivière dont les bords étaient
blanchis par la gelée. j'y restai quatre à cinq
minutes. La fièvre me quitta, et depuis ce
jour, je n'ai éprouvé aucune atteinte de fièvre.
Je ne me suis jamais avisé de prescrire un pareil fébrifuge à d'autres.

Pendant que je traitais le curé de St.-Ger-
main, le commandant de la poudrière du Bouchet, envoya à l'hôpital d'Arpajon, deux gre-
nadiers du premier régiment de ligne qui fai-
saient partie du détachement en garnison au
Bouchet, endroit entouré de marécages. Un

d'eux avait une affection cérébrale , occasionnée par l'uredo intermittent qui descendit au gosier , accompagné de son goût détestable , sur les gencives où il entretenait une irritation douloureuse insuportable , dans le nez où il provoquait des fréquentes hémorrhagies : d'ailleurs ce grenadier était convalescent , mais très-faible. Il me tourmentait pour faire passer le goût insuportable , et l'irritation des gencives ; je cédai avec répugnance à son désir , je fis disparaître les aphthes. Il se manifesta une fièvre double quarte ; j'attaquai un accès, elle resta quarte. J'appliquai un vésicatoire , pour former sur le bras du pulvin de la quarte , les acccès de quarte ne reparurent plus. Le grenadier prêt à partir , voulut pour ne pas entrer à l'hôpital à son arrivée à Paris , pour cause de son vésicatoire , le supprimer. Je cédai à son désir , la quarte reparut ; ce qui est arrivé à différentes reprises et enfin je l'ai évacué sur Paris avec l'intermittente , parce qu'il s'opiniâtra à spuprimer son vésicatoire , comme M. de Fonvielle ; ce dernier continue d'avoir la fièvre quarte. J'ignore comment l'autre se trouve.

En parcourant les différentes affections que

l'uredo intermittent produit, on reconnait que c'est le pulvinal le plus extraordinaire de tous ceux qui existent. Il va et vient, il a une action périodique dont le début est le froid, auquel succède la chaleur ; il se termine par la sueur. Après avoir soumis l'homme à ces trois crises, il reste calme : du moins il y a rémission. Les uredo intermittens s'accolent les uns aux autres pour tapisser la langue, l'asophage et même l'estomac dans les intermittentes pernicieuses. Ils s'accolent en membrane pour jouir de l'oxigène à son entrée dans le larynx, et devenus un obstacle à la respiration, ils asphixient mécaniquement les enfans sous le nom de croup. Tendant par leur organisation à la juxta-position, les uredo intermittens vont se réunir partout où la putréfaction prépare leur pulvin. Quand il se forme dans le cerveau, ils vont le ravager sous le nom de fièvre cérébrale, et ils s'emparent des gencives sous le nom de scorbut.

CHAPITRE XVIII.

Des Aphthes fébriles.

Les aphthes fébriles sont des pulvinaux qui occupent l'intérieur de la bouche, principalement la langue. Toutes les éruptions se manifestent accidentellement ou nécessairement dans la bouche, sur les lèvres, sous la forme pustulaire, pétéchiale, érysipélateuse et membraneuse, si l'éruption répandue sur le corps est en pustules, en pétéchies, et en érysipèle. Cependant, le plus souvent le pulvinal qui tapisse la langue est de la nature de l'érysipèle ou membraneux. Le pulvinal de la langue est toujours semblable, pour la couleur, à celle des pulvinaux fébriles ; il convient, d'après cela, d'appeler aphthes, ce qu'on prend pour la couleur propre de la langue ; les aphthes de la variole sont pustulaires ; celles de la rougeole sont érysipélateuses ; celles de la fièvre pétéchiale sont en même temps érysipélateuses et pétéchiales, celles de la fièvre scarlatine ne paraissent pas différer de celle de l'érysipèle. La membrane qui constitue le croup, se colle au larynx comme celle de la pipie des poules adhère à leur langue ; l'une et l'autre s'engendrent par les mêmes causes.

L'érysipèle est un uredo. Trois uredo ravagent les plantes, le jaune, le rouge, le bleu ou le noir ; ces trois urédo n'épargnent pas l'homme ; ils s'établissent sur lui et s'y propagent avec la même énergie que sur les plantes. La couleur jaune de la peau, dans la fièvre de la Barbade, est la couleur de l'uredo de la rouille, ou ictérode. La couleur de la peau, dans le choléra-morbus asiatique, est la couleur de l'uredo de la carie du blé, c'est l'uredo violet. Ces uredos couvrent toute la surface du corps ; toutes les cavités que le derme tapisse où l'oxigène a accès ; ainsi la langue n'en est exempte que dans le choléra, à moins que la couleur mixte de cet uredo pâlisse ou que le cholérique succombe avant d'avoir été teint en entier.

Les aphthes pustulaires et les aphthes urédinées se montrant dans toutes les fièvres, en dépendent, ou elles dépendent d'elles, ou plutôt les fièvres dépendent de l'éruption que les aphthes représentent. Je citerai, sur les fièvres, l'opinion de Lieutaud, duquel Cullen parle avec mépris, quoiqu'il ne le valût pas. Cette citation prouvera que du temps de Lieutaud on ignorait ce qu'est la fièvre. L'a-t-on appris de-

puis lui? ma réponse sera après le passage de
Lieutaud : » Ceux qui ont vu et réfléchi, dit-
il, savent, sans doute, qu'on ne trouve dans
les auteurs que des doutes et des hypothèses
sur la matière, les causes et le siége de la fièvre. Nous pourrions encore nous consoler de
ces incertitudes, si nous avions une connaissance plus exacte de son caractère et de ses dif-
férences; mais rien n'est plus problématique
que ce qu'on a avancé sur ce sujet. Quoique
cette recherche ne fût pas au-dessus de la portée de l'esprit humain, et ne demandât que
l'observation, mais une observation constante
et éclairée qui pourrait servir de fondement à
l'histoire exacte des effets sensibles que produit
la cause imperturbable des fièvres, il a paru
plus aisé aux écrivains de tirer de leur imagi-
nation et de leurs idées, les règles que la nature doit suivre, abandonnant avec assez d'in-
différence celles auxquelles elle est soumise;
sans parler de ceux qui semblent n'avoir choisi
ce sujet que pour étaler une vaine érudition,
dont les praticiens ont peu à faire. Je ne suis
pas même éloigné de penser avec plusieurs savans médecins, qu'on parviendra difficilement
à débrouiller ce cahos, si on n'abandonne tout

ce qui a été dit jusqu'à présent, pour travailler, d'après l'observation, à nouveaux frais. » Il y a 70 ans que le judicieux et consciencieux Lieutaud tenait ce langage. Depuis, M. Broussais a fait une importante découverte, qui séduit avec raison tout le monde médical.

M. Broussais s'étant circonscrit dans l'anatomie et la physiologie, a bien conçu le siége de la fièvre, l'organe souffrant, et même le genre de souffrance ; l'anatomie et la physiologie n'ont pu lui manifester l'agent qui les provoque ; car cet agent est étranger à l'homme, il a une organisation et des fonctions qui réagissent sur l'individu qu'il a envahi. Ou il fallait que M. Broussais sortît des entraves qu'il s'était données, ou sa belle découverte restait incomplète. Une épine est entré dans mon doigt, elle m'occasionne la fièvre ; le médecin juge qu'il y a un principe irritant dans mon doigt ; il me saigne, la douleur se calme, et l'épine reste. J'ai vu une femme qui avait avalé une sangsue à son insçu. Les accidens qui accompagnèrent le séjour de ce parasite pendant six mois, dans l'estomac, avaient mis à bout plusieurs médecins. Cette femme causant sur la place de l'Isle (Vaucluse), avec M. Girard,

chirurgien, lui dit : Je sens mon mal au gosier.
Ce chirurgien y regarde, voit une sangsue, la
saisit avec une pince, et la malade fut guérie.
L'histoire de cette sangsue est celle de toutes
les fièvres. M. Broussais a bien mérité de l'art
et de l'humanité ; il aurait probablement découvert que l'agent de l'irritation fébrile est un
parasite, s'il n'avait pas cru que l'anatomie et
la physiologie qui font les grands chirurgiens,
suffisaient pour expliquer tous les phénomènes
nosologiques. Il faut, de plus, aux médecins,
la connaissance des sciences naturelles, que
M. Broussais possède à un haut degré ; mais il
ne suffit pas de les posséder ; il faut encore vouloir les appliquer à l'art de guérir. Loin de le
vouloir, on en a proscrit l'application à la
médecine avec une espèce de fanatisme, dont
il est sage de désabuser la génération actuelle ;
il sera d'autant plus aisé que les médecins phy-
sico-phobes et anti-pharmaques exagèrent
l'application de la glace, l'oscultation physi-
co-mathématique et l'administration du qui-
nio. Cela décèle une tendance irrésistible à
introduire la physique dans la médecine, que
des clameurs barbares ne parviendront pas à
étouffer. L'axiome qui dit que là où finit le

physicien commence le médecin, est si vrai, que la découverte de M. Broussais, n'a pas eu tout le résultat avantageux qu'elle promet.

Si l'on soustrait les fièvres pulvinaires, des maladies groupées sous la domination de fièvres, il ne restera de ces variétés d'action des pulvinaux sur l'homme, qu'à peine une affection à laquelle on puisse donner ce nom. Nous aurons, pas cette simple soustraction, dévoilé le mystère des phénomènes fébriles dont l'explication a fait le désespoir des plus savans médecins jusqu'à M. Broussais, et nous saurons d'où proviennent les miasmes qui les communiquent. Le mucus de la langue est un pulvin qui convient selon son altération, à chaque pulvinal fébrile ; c'est par ce pulvin que les aphthes manifestent toutes les fièvres, ou peuvent les manifester, et les pulvinaux auxquels elles sont dues ; mais les auteurs qui ont traité des fièvres, n'étant pas sortis de la physiologie, ont pris l'uredo brun et noirâtre de la langue, pour un signe de malignité et de la gangrène ; les uredo scarlatins nous ont valu la doctrine des fièvres d'irritation et d'inflammation. Les uredo jaunes ont fait prévaloir le système de la bile et des humeurs en général, et le système erroné de la non-contagion des typhus ictérode et céréléique. En explorant la langue pour savoir s'il y existe un urédo aphthode, le praticien pourra, comme je le fais quelquefois; pour complaire au malade lorsque l'urédo produit de grandes douleurs, les déloger, quelquefois le chasser d'un côté, enfin le gouverner à volonté; ce qui ne laissera aucun doute sur la nature de la couleur de la langue.

Lorsque les médecins étaient partagés en mécaniciens, sectateurs de Boerhawe, et en animistes, sectateurs de Sthall, Sauvage, professeur savant et honorable de l'université de Montpellier, mais presque étranger à la pratique de la médecine, composa une nosologie. Pinel, un de ses élèves, qui n'a pas été non plus un grand praticien, importa à Paris ce chef-d'œuvre de mécanique médicale, et il parvint à terrasser l'archiâtrie qui aujourd'hui, malgré le besoin pressant que l'Europe a d'elle, ne peut se relever. L'archiâtrie est la physique transcendante médicale; sans elle il n'y a rien de positif, ni sur la contagion, ni même en thérapeutique; aux archiâtres seuls était confiée chez les Romains, la salubrité publique.

CHAPITRE XIX.

Des Aphthes sanguines.

La distinction de l'hémorrhagie en active et
en passive, reproduite par Cullen, loin d'ajouter
à la science, l'a embrouillée. Une hémorrhagie
est toujours, comme le mot l'exprime, et d'a-
près la précédente définition : éruption de sang
de quelque partie du corps que ce soit, causée
par la rupture, l'ouverture ou l'érosion des
vaisseaux sanguins. Il n'y en a pas d'autres, c'est
la passive de Cullen, et il ne peut y en avoir
d'autres, parce que le sang ne coule jamais
que par une ouverture des vaisseaux sanguins.
Les ouvertures de l'hémorrhagie active d'Hoff-
mann, dont Cullen s'est emparé, dépendent
des aphthes logées sur les lèvres, aux gencives
et dans le nez. Hoffeman et Cullen s'imaginaient
que les vaisseaux du nez, se désanostomosaient
dans les fièvres, par leur trop grande pléthore.
Toutes les hémorrhagies fébriles, ainsi que les
habituelles sont produites par des pulvinaux,
excepté les périodiques, qui sont une fonction
qui s'exécute par des vaisseaux terminés par
une espèce de sphinter ; c'est l'hémorrhagie

d'anastamose ; la diapedèse n'est pas une hémorragie ; c'est une sueur sanguinolente.

Il survient à ceux qui sont sujets aux hémorrhagies nasales, un bouton aux lèvres qui représente au vrai, comment le sang se fait jour dans le nez. Ce bouton est un champignon synoque, de métamorphose herpétique, de race chronique, qui s'abreuve de sang ; il s'ouvre par un point suppurant, et rend une quantité de sang beaucoup plus considérable que cette aphthe peut en contenir ; le sang est fourni par une veinule ou une artériole qui rampe dans le parenchyme des lèvres, corrodée par la suppuration. Les hémorrhagies du nez, dans la variole, dans les fièvres pétéchiales, arrivent par la destruction d'un point de la tunique d'un des vaisseaux sanguins ramifiées dans le nez, avant et pendant la suppuration des aphthes varioliques et pétéchiales, ordinairement plus précoce que celle des boutons extérieurs. Les hémorrhagies habituelles du nez dépendent d'une dartre qui, actuellement placée dans le nez, pénètre jusques dans les vaisseaux sanguins, qu'elle bouche et débouche selon que le régime de l hémorroïdaire est propre à l'abstrition ou à l'atonie ; elle les ouvre quelquefois par sympathie et par la violence des affections morales. Je dis hémoroïdaire ; cette aphthe sanguine se promène du nez à la gorge où elle occasionne un crachement de sang chronique semblable au flux hémorrhoïdal, très-salutaire à l'ind.v du qui y est sujet. C'est le même pulvinal qui, occupant l'anus, agit sur les vaisseaux hémorrhoïdaux, de la même manière que sur ceux de la gorge.

On arrête les hémorrhagies des aphthes, par la compression, par la cautérisation, par les poudres et par les styptiques, lorsque celle du nez se prolonge au point de compromettre la vie, on la fait cesser, en comprimant la narine, d'où sort le sang, contre la cloison du nez; celle des gencives, en appliquant trois à quatre pièces d'agaric moelleux l'une sur l'autre, ou en cautérisant l'ouverture, d'où sort le sang qui se trouve au centre d'une aréole blanche. Cette aphthe est un champignon membraneux qui se détache en quelques jours; il est de l'espèce du croup; il survient à tout âge. C'est un membraneux synoque, membranisé par l'accolement des urédo intermittens les uns aux autres. Les urédos sont synoques individuellement; la membrane aphthode l'est aussi; mais leur race est chronique ; c'est ce qui explique les suites opiniâtres de plusieurs fièvres urédinées.

—

CHAPITRE XX.

Des Hydrogènes miasmatés par incubation.

Il y a trois grands laboratoires de la nature où il se forme en même temps de l'hydrogène et des miasmes, le premier est les rutoirs, les rivières, les étangs, les cloaques, etc., renfermant des eaux, dans lesquelles toute espèce des végétaux rouissent ; le second est l'immersion permanente des animaux, et le troisième leur inhumation perpétuelle.

L'eau du rouissage dépose ; le dépôt de cette eau est de la vase. L'immersion permanente est une macération, la macération délaye l'animal et les parties détachées des animaux immergés. Ces substances animales forment un dépôt dans l'eau de la macération, ce dépôt est un limon. Si les vases sont émergées par l'abaissement des eaux, la chaleur de l'atmosphère dilate l'hydrogène concentré dans le dépôt ; ce gaz, en contact avec les miasmes engendrés pendant l'émersion de la

vase, par la chaleur du soleil, se fait jour à
travers la vase, et entraine dans les airs les
miasmes des uredo intermittens, dont il s'est
emparé, dans le dépôt du rouissage, dans
le limon matière" animale, des miasmes des
champignons pestilentiels.

Si on exhume la matière putréfiée dans des
souterrains, ou dans la terre, troisième labo-
ratoire, il y aura expansion d'hydrogène chargé des molécules infectes, qui seront animées
par la chaleur incubante. Les gaz hydrogènes
sont plus ou moins légers ; celui de l'exhumation m'a paru, par son mode d'infection, un
des moins légers. Il prend son équilibre près-
que à fleur de terre ; il ne donne pas lieu par
lui-même à une infection fort étendue, à moins
que l'exhumation comprenne une grande quantité de matières animales.

Les animaux comme les végétaux sont tout
germes ; dans leur putréfaction immersive,
ces germes qui doivent être provenus de la division de la matière putréfiée, sont mis en li-
berté, et livrés à l'hydrogène qui les attire à
lui. Un miasme bleu a besoin, comme le germe blanc de l'œuf, de l'incubation pour acqué-
rir la vie de l'individualité. Tant que la vase

7

est immergée , tant que la terre et les souterrains recèlent les substances cadavéreuses , les
miasmes sont inertes ; mais leur émersion et
leur exhumation les soumettant à une chaleur
incubante , ils éclosent : c'est-à-dire que l'hydrogène acquérant son expansibilité par le calorique , s'échappe d'entre le limon et les matières cadavéreuses , emportant avec lui les
miasmes vivifiés par l'incubation. Il en est de
même de la vase du rouissage , émergée.

La vase est ordinairement mixte , ou com-
posée de matières végétales et animales. Elle
répand des miasmes intermittens et des miasmes pestilentiels. Les miasmes de l'uredo intermittent sont vivifiés par l'incubation de 15
à 25 degrés de chaleur , les miasmes des cham-
pignons-provenant de matières animales de la
vase mixte, sont vivifiés par l'incubation de 25
à 32 degrés de chaleur. Par fois l'infection si-
multanée des deux espèces de miasmes , fait
naître l'uredo intermittent et le champignon
pestilentiel. Les désordres que ces deux champignons occasionnent dans l'économie animale , sont nommés fièvre intermittente insi-
dieuse.

Pendant les étés chauds et secs , les rivières ,

les étangs laissent à découvert , par la dimi-
nution de leurs eaux , une grande quantité de
vase ; toutes les vases émergées sont disposées
pour l'incubation des miasmes et pour l'expansion de l'hydrogène, si le calorique ambiant ,
pendant leur émersion, possède la température
vivifiante des miasmes. Quand les deux rives
d'une rivière ont de la vase émergée, l'hydrogène transporte de la droite et de la gauche, des
miasmes intermittens ou des pestilentiels , selon que le vent soufle de droite ou de gauche,
et selon le degré de la chaleur incubante.

Si la vase n'est émergée que d'un seul côté ,
l'épidémie n'aura lieu que dans les pays qui
dominent la vase de ce coté. Les habitations situés à l'autre bord , même celles qui en sont
très-proches , seront exemptes de l'épidémie.
Lorsque l'hydrogène est porté par le vent sur
les habitations du bord sur lequel il n'y a pas
de vase émergée , il passe au-dessus de la rivière presqu'à fleur d'eau , étant poussé à sa
sortie de la vase contre elle , avant qu'il ait eu
le temps de gagner une élévation de quelques
mètres ; la vapeur qui règne toujours au-
dessus des eaux , le dépouille de ses miasmes

avant qu'il ait franchi la rivière, et les conduit dans l'eau.

Le dépouillement des miasmes de l'hydrogène, nous fait connaître en même temps un préservatif et l'agent propagateur de l'infection. Lorsque l'hydrogène s'élève et qu'il est chassé au loin par le vent, sans avoir été dépouillé des miasmes qui lui sont unis, s'il touche à des individus transpirans, ou enveloppés dans des nébulosités météoriques, et récélant le pulvin des uredo intermittens, ou celui des champignons pestilentiels dont peu de personnes manquent, la transpiration précipitera les miasmes dans les hommes qui sont au-dessous de ce gaz.

Une vérité qu'il faut avoir toujours présente dans les épidémies d'infection, est que l'hydrogène qui élève les miasmes, le cède à la nébulosité météorique ou domestique, avec laquelle le gaz est en contact. Ces nébulosités par la loi qui régit la distillation descendante, les conduisent dans l'homme. Cette vérité est confirmée toutes les années, par l'action infectante de l'hydrogène sorti de la vase émergée sans passer sur l'eau, et par l'inocuité de l'hydrogène de la même vase que le vent pousse sur la rivière;

car, après l'avoir franchie, il touche impunément aux habitations de la rive opposée, sans qu'il s'y déclare les maladies qu'il communique aux pays du côté du limon.

On se préserve facilement de l'infection des miasmes transportés par l'hydrogène ; il n'y a qu'à habiter jour et nuit, des appartemens dont les fenêtres s'ouvrent du côté opposé à la vase émergée ; l'hydrogène ne pénètre dans l'intérieur des habitations, que par les ouvertures qui se trouvent sur la direction du vent qui passe sur la vase, d'où sortent les miasmes incubés.

—

CHAPITRE XXI.

Maturité fécondante des Miasmes des pestes.

Les uredo jaune, rouge et bleu, n'envahissent pas spontanément toute la surface de la plante et de l'animal infecté. Un uredo n'a que quelques lignes de circonférence ; il ne manifeste pas son invasion par une désorganisation sensible dans la plante, ni par un mal-aise appréciable dans l'homme. Il n'y a que lorsque les miasmes des uredo primitifs parvenus en maturité, ont donné naissance à un certain nombre de leurs semblables, que l'infecté prend le type de l'urédination, par les douleurs et les désordres que ces parasites excitent en lui. Il faudrait être appelé pour secourir efficacement le sujet envahi, peu de temps après l'époque où l'infection est arrivée du dehors. Le médecin, aidé d'une bonne loupe, distinguerait sans peine l'uredo infectant, mais plus tard il n'y a pas grand espoir de succès, l'infecté étant en peu de temps couvert des pieds à la tête, de ce pulvinal destructeur. Sa multiplication est si prompte, et ses ravages étant en rapport avec le nombre des uredo, il succombe en peu d'heures, ou la nature le délivre. La maturité des premiers miasmes est très-lente, puisqu'ils ne trouvent dans le corps envahi que peu de pelvin urédiné. Ils y développent aussitôt après leur invasion, une putréfaction urédinée locale, qui bientôt se propage de proche en proche dans tout le derme, et de là suit la multiplication de l'uredo sur le derme, où il trouve un pulvin qui lui convient.

La maturité des miasmes colorés de la petite-vérole et de la rougeole, est complète à l'époque de la desquammation ; c'est alors aussi qu'elles sont plus contagieuses. Tous les typhus sont dus à des uredo ; une preuve incontestable qu'ils sont tous dus à des uredo, est qu'il n'en est pas un qui ne se termine par la desquammation. La desquammation est réellement la séparation du corps de l'homme, d'un parasite qui, mort et desséché, s'en détache par pellicules. Le parasite, en cessant de vivre, laisse entre les squammes un pollen fécond, capable de le reproduire auprès et au loin.

J'ai tenté, sur quelques uredo et sur la graine de vers à soie, la cautérisation non ardente, pour les faire avorter. La graine de vers à soie avorte de 25 à 30 degrés, ce qui s'aperçoit par le changement de couleur des œufs de cet insecte. Les miasmes polléniques des uredo intermittens, avortent par une chaleur continue de 50 à 60 degrés. Une cautérisation brûlante formerait plaie ; les plaies élaborent un pulvin qui alimente les uredo ; mais les plaies excrètent le pulvin des champignons pustulaires et buboniques, comme ces champignons ne se multiplient pas sur l'individu, et qu'une seule génération y naît et s'y éteint, pour ne plus s'y reproduire, quant à la variole , les plaies excrétant le pulvin qui les alimente, atténuent leur ravage.

CHAPITRE XXII.

Des Préservatifs.

La teinture et l'infection sont deux mots, l'un français, l'autre latin, qui signifient l'art de communiquer les couleurs à un corps. L'infection veut encore dire la communication naturelle des maladies propageables. Cette infection s'opère comme la teinture, par des miasmes colorés : ceux appliqués par la teinture sont stériles ; mais ceux que les vapeurs aqueuses insinuent dans les végétaux et les animaux vivans, sont très-féconds, quand ils pénètrent dans l'ovaire, s'ils sont détachés du pollen , et quand ils trouvent le pulvin nécessaire à leur germination et à leur nutrition. Les miasmes volatils n'étant introduits dans le corps humain que par les vapeurs aqueuses, il ne s'agit, pour en défendre un individu, que de charger l'atmosphère qui l'entoure, de poussières susceptibles d'absorber les vapeurs infectantes. La

connaissance que j'ai acquise de la propriéte
que les vapeurs aqueuses ont de diriger en bas
les miasmes colorés, m'autorise à proposer les
poudres absorbantes pour empêcher la trans-
mission des miasmes sur un individu sain. J'a-
jouterai un fait historique qui s'est reproduit
à plusieurs époques, dont on n'a pas pu
donner encore l'explication, qui confirmera
l'efficacité des poudres absorbantes pour préserver de la contagion. Les nombreuses pestes
qui ont désolé la ville d'Avignon, n'ont pas
pénétré dans le quartier des tanneurs, quoique très-sale, très-populeux, et percé de
ruelles étroites. Je peux aujourd'hui affirmer
que les tanneurs ont été préservés de ces pestes, par la poussière de tau, volatilisée dans
plusieurs moulins à tan, situés sur un canal de
la Sorgue, au bord duquel il existe des tan-
neries et des moulins à tan depuis un temps
immémorial.

La poudre de tan, n'est pas la seule qui
ôte aux nébulosités météoriques et domestiques, leur propriété conductrice des miasmes.
Le plâtre, la chaux et la terre pulvérisés et volatilisés, sont aussi bons absorbans des nébulosités infectantes, que la poussière du tan.

Dans les maisons humides , dans les lieux de rassemblemens où la transpiration est concentrée , il faut répandre du tan , du plâtre ou de la terre en poudre , et le balayer à deux ou trois époques de la journée, en tenant portes et fenêtres-fermées ; les personnes aisées substitueront les poudres aromatiques , qui sont plus salutaires et moins désagréables.

Pour arrêter l'infection d'une ville , on transportera une forte quantité de terre sous des hangards, où on la fera sécher par des procédés aussi expéditifs que les localités permettront d'employer. On placera cette terre dans les rues, si elles sont sèches ; dans le cas contraire, on les déposera dans des boutiques , sous des portes-cochères , de distance en distance ; on en écrasera les mottes ; on balayera cette terre en tous sens, portes et fenêtres ouvertes , pour faire une poussière capable de remplir les rues de haut en bas jour et nuit, jusqu'à ce que l'épidémie soit réduite à un petit nombre de rues ; alors on se contentera d'empoudrer les rues encore infectées. La terre est le premier , le plus sûr et le plus économique des désinfectans. Il n'offre pas, par sa vilité, prise aux dilapidateurs ; ce qui est précieux dans un temps de consternation. Les cadâvres, les foyers d'infection, tout ordures, recouverts d'une couche de deux à trois pouces de terre, sont sans odeur et sans exhalaisons.

Les chlores sont insuffisans, soit volatils, soit liquides. pour attaquer et pour détruire les miasmes des vapeurs aqueuses et de l'hydrogène ; ils peuvent être employés à la désinfection des appartemens, des meubles et des cadâvres ; le transport des cholériques, des pestiférés, dans les hôpitaux, est une opération qui propage l'infection. Il faut autant que cela se peut, soigner les pestiférés à domicile, y diminuer le nombre des individus sains ; ne laisser auprès du malade, qu'une personne ou deux pour le soigner ; désinfecter par la poussière de chaux ceux qui quitteront leur domicile, et les exiler sur les montagnes, à leur choix, lorsque cela se pourra.

Le feu doit concourir avec la poussière, pour détruire les vapeurs infectantes ; le feu employé comme désinfectant demande beaucoup de précautions ; il est toujours salutaire au malade, il assainit son appartement, en expulsant les vapeurs putréfiées, mais il envoye au dehors des miasmes qui peuvent accroître l'infection. Il est prudent de les saisir à leur sortie, par des tourbillons de poussière de chaux, de tan ou de plâtre; on y parviendra, en ne leur laissant qu'une issue.

Lorsque les suspects d'infection auront resté cinq à six jours en exil, il leur sera permis de retourner, en recevant une fumigation humide qui précipitera les miasmes de leurs hardes, si elles en contiennent. Cette fumigation humide serait bonne à faire avant le départ, si on ne craignait pas de vexer des malheureux sans une nécessité absolue. L'empoudrage de son domicile, a suffi pour lui enlever tous les miasmes superficiels, et la fumigation humide lui enlevera ceux engagés dans ses habits.

La chambre de l'infecté doit contenir 700 à 800 pieds cubes d'air; son lit aura des rideaux tout autour, quand cela sera possible; il sera sans ciel; à la direction de sa tête, on pratiquera un soupirail au plancher, qui s'ouvrira et se fermera à volonté, pour donner issue aux exhalaisons du malade, et pour renouveller l'air de la chambre; lorsqu'on ouvre le soupirail ainsi disposé, l'air frais se précipite dans l'appartement, l'air corrompu, dilaté par la

chaleur, sort par la même ouverture et se dissipe dans l'atmosphère. Il sera prudent de te-
nir le soupirail fermé, quand il règne des nébulosités humides ; par ces précautions, le
service de l'infecté sera sans dangers, pourvu
que la chambre soit sans vapeurs humides et
que les gardes ne soient pas en sueur, en s'ap-
prochant de l'infecté.

On a tourné en ridicule Didier et Chicoi-
neau, pour s'être affublés de redingotes de
toile cirée, de gants, d'un masque muni d'une
éponge imbibée d'une liqueur prophylactique.
D'après la manière dont les miasmes pénètrent
le corps, ils ne pouvaient mieux se garantir de
l'infection de la peste de Marseille en 1722, où
ils avaient été envoyés par l'Université de Montpellier, pour la traiter. Cet accoutrement est
réellement burlesque ; mais ces deux médecins
en ont retiré l'avantage d'être préservés de la
peste ; leur santé en a été si peu altérée qu'ils
sont morts l'un et l'autre nonogénaires. Une
blouse, des gants de taffetas gommé, préserveraient du choléra-morbus et de toutes les
pestes, pourvu que la tête du médecin domine
le malade. Les gardes-malades se garantiraient
de l'infection par un voile tenu constamment

mouillé avec du chlorure, même affaibli. Pour ne pas prêter au ridicule, on substituera une camisole de taffetas à la blouse, qu'on portera soit sur la peau, soit sur la chemise. Le voile chloruré est de rigueur. Les ouvriers portent un tablier, pour conserver leurs hardes; le militaires ont un costume essentiel à leur état et défensif; pourquoi les médecins, les gardes, les employés par la police sanitaire, n'auraient-ils pas un costume défensif? Le voile chloruré est de rigueur.

Les voiles préservent des piqûres des moucherons, dans les pays chauds marécageux; ils ont, en outre, l'avantage ignoré d'arrêter les miasmes des marais; ils le feront plus sûrement, si on les mouille avec du chlorure. Un capuche duquel pend un voile en pointe, jusqu'au genou, n'ayant que deux ouvertures, en face des yeux, est cousu à un long habit de pénitent, blanc, gris, bleu, rouge ou noir. Ce long voile, de la même couleur que l'habit, a dû défendre les pénitens, de l'infection des pestes qui ont affligé la Provence, quoique plus exposés que les autres citoyens, par l'obligation qu'ils s'imposent de célébrer voilés, les funérailles, et de porter dans une bierre découverte et banale, leurs confrères morts.

Des voiles pareils aux leurs, préserveraient les piqueurs de grès d'une mort prématurée.

Les vases desséchées et réduites en poussières contiennent des miasmes infectans, parce que la vase, pour sécher a été émergée, et pendant son émersion, la chaleur a incubé les miasmes, qui ont acquis par cette incubation, la propriété de semence. Le chanvre roui dans une marre vaseuse, mal lavé, retient une certaine quantité de vase miasmatée. J'ai vu des femmes attaquées d'aphthes de l'uredo intermittent, logés en même temps à la gorge, sur la langue, au gosier, aux gencives, aux lèvres et dans le nez, après avoir broyé du chanvre roui dans une marre très-vaseuse. Ce chanvre n'avait été lavé que dans l'eau troublée par la vase, n'y en ayant pas de propre à portée. Dans ce cas rare, le voile de pénitent suffirait pour garantir des miasmes de cette vase.

CHAPITRE XXII.

Miasmoscope.

La physique manque du plus utile des instrumens météoriques, d'un miasmoscope, instrument qui indiquerait la présence des miasmes, leur direction, leur hauteur, leur plus ou moins grande quantité dans l'air, et leur espèce. Cet instrument serait basé sur la propriété que l'hydrogène a de s'unir aux miasmes, de les transporter dans l'atmosphère d'un point à un autre, et sur la propriété que la vapeur de l'eau possède, de les enlever à l'hydrogène pour les conduire en bas sur une surface propre à être infectée. Il n'y a pas de corps qui s'emparent plus vite et qui retiennent mieux les miasmes, que l'or et l'argent. On peut considérer le mercure comme une réunion de miasmes homogènes qui, volatilisés par la transpiration insensible d'une personne empreinte de ce métal, s'incrustent sur l'or, s'y amalgament, lui enlevent sa ductilité, et lui donnent l'apparence de l'argent. L'hydrogène sulfuré noircit l'or et l'argent. L'hydrogène des marais toujours chargé de miasmes, les dépose sur l'or et l'argent, où ils se manifestent par la couleur noire. Les miasmes jaunes et rouges n'étant jamais si repandus que les bleus des vases des marais et des égoûts, n'ont pas encore été distingués sur l'or et l'argent, ils s'y incrustent de même ; je pense qu'aidé d'une bonne loupe, on pourra distinguer la couleur réelle des miasmes qui ternissent, effacent le brillant métallique, principalement de ces deux métaux.

Les miasmes agissent puissamment sur corps inanimés et sur les végétaux. Les miasmes mercuriels font tourner la lessive; leur action sur la potasse est si évidente, que les blanchisseuses dans quelques villes, rendent responsables du tort que leur fait éprouver le linge infecté de mercure, le propriétaire de ce linge lorsqu'il ne les a pas prévenues de l'infection. Il est hors de doute que c'est au mercure seul, que le virement de la potasse est dû ; car, que le linge infecté de mercure ait servi au vérolé, aux galeux ou aux personnes saines, qui adminstrent les frictions, l'alkali s'il est en quantité proportionnée au cuvier, viré. Le peuple est dans la persuasion que les femmes menstruales font tourner les cuves de vin en fermentation : beaucoup de cuisinières croyent qu'elles font brousser (1) les sauces, les crèmes, les soupes au lait et les liaisons pendant leurs règles. Il survient du mal à la bouche à une

(1) Virer, tourner, coaguler, n'expriment pas le broussage des Proveuçaux ; rebrousser vient de brousser.

personne qui boit immédiatement après une femme menstruate, ce qui annonce que les émanations du sang menstruel, sont des miasmes et que les anciens peuples qui avaient cette opinion, n'étaient pas dans l'erreur. Dans un temps d'épidémie pestilentielle, la putréfaction envahit toutes les matières qui en sont susceptibles. Les miasmes doivent avoir part à cette corruption épidémique.

Construction d'un miasmoscope.

Les miasmoscopes seront ou publics ou particuliers. Les miasmoscopes domestiques, pour devenir populaires, doivent être simples solides, et de peu de valeur. Pour remplir ces conditions, on fera tourner une bille de bois en cône, on la percera au centre de sa base, d'un trou de deux pouces de diamètre, qui sera prolongé jusqu'à son sommet. On introduira dans ce trou, un tuyau de fer blanc qui dépassera le sommet du cône de six pouces ; ce tuyau sera soudé au fond d'un cylindre de fer-blanc ouvert au-dessus du sommet du cône. Le tuyau aura une lumière auprès du fond du cylindre. Le cône sera recouvert de feuilles d'or ou d'argent, bien nettes, et dans tout leur éclat métallique. On divisera la circonférence de la base du cône par les quatre points cardinaux, on placera ces points selon la ligne du méridien du lieu où on veut observer le miasmoscope.

Le cône sera soutenu par un trépied de fer, on placera au-dessous un fanal surmonté d'un vase dont le couvercle s'adaptera au tuyau qui traverse le cône. On remplira le vase d'eau, on lui mettra son couvercle, et on l'ajustera au tuyau qui soutient le cylindre, et on allumera le fanal ; mon gazophore à mèche d'amiante conviendrait mieux que les lampes, parce qu'il est inextinguible.

Fonctions.

On allume le fanal ; sa flamme échauffe l'eau du vase qui est au-dessus, et la volatilise ; la vapeur enfile le tuyau, sort par sa lumière, remplit le cylindre et se refoule sur le cône ; si pendant que la vapeur descend, l'hydrogène chargé de miasmes passe au-dessus ou contre la vapeur, elle conduira les miasmes qui lui sont unis, sur la feuille d'or ou d'argent, sur laquelle ils se collent si fortement qu'il sera difficile de les enlever. De sorte qu'on aura tout le temps de les observer à l'œil nu, ou à l'aide d'une loupe. On ne tardera pas, par le secours de cet instrument, à distinguer l'infection locale, de l'infection transportée par des nébulosités lointaines.

Les miasmes de pestes se déposent sur l'or et l'argent ; il est possible que l'or et l'argent repoussent des miasmes qui ont de l'affinité avec le cuivre, l'étain, le fer et le plomb. Pour découvrir leur passage ou leur station dans un lieu, on y exposera des cônes recouverts ou faits de différens métaux. Un cone unique suffirait s'il avait des grandes dimensions, et qu'il eût six divisions, sur chacune desquelles serait appliquée une feuille de métal différent.

—

CHAPITRE XXIV et dernier.

Différences de l'atôme au miasme.

CONCLUSION.

Lorsqu'on parle en chimie de l'action des atômes, c'est l'action des miasmes qu'on ex-

prime.; car les atômes sont des êtres de raison,
invisibles, qui par leur réunion deviennent un
corps visible : voilà physiquement leur unique
propriété. Au lieu que les miasmes maitrisent
la matière, l'animent, la métamorphosent et
lui impriment des propriétés opposées à celles
qu'elle avait avant son contact avec eux. Un
atôme, si l'on veut, d'acide ou d'alcali, change
la couleur d'une infinité de miasmes ; l'atôme
d'acide et l'atôme d'alcali sont-ils deux miasmes? Il est certain que l'atôme d'alcali en est
un ; j'ignore si le radical acide est un métal ou
une couleur. Je crois leurs radicaux miasmes
colorans, l'acide sulfurique est jaune dans le
souffre.

L'infusion de noix de galle bleuit le fer et
précipite en noir ses oxides, comme miasmes
colorans. Les précipités bleus foncés, (il n'y a
de noir que les charbons), sont des miasmes
bleus de fer, avec les miasmes fauves de la noix
de galle. Je vois que les propriétés attribuées
gratuitement aux atômes, sont les propriétés
méconnues des miasmes. Ceux-ci sont tout-
puissans, tandis que les atômes n'ont nulle
énergie connue par eux-mêmes. On s'est servi
du mot atôme, faute d'avoir trouvé l'agent

qui a des effets magiques sur les métaux et les couleurs. En parcourant tous les phénomènes que les miasmes produisent, on est forcé de les substituer à l'atôme qui est purement idéal.

Buffon avait besoin de miasmes, il a inventé les molécules organiques ; il a senti l'insuffisance des atômes. Epicure avait besoin des miasmes, il a imaginé les atômes : les uns et les autres sont des êtres hypothétiques. Les chimistes voyant la puissance des miasmes qui leur était inconnue, ils ont remplacé ces agens positifs par les atômes, qu'ils ont doués arbitrairement d'une force variable, ce qui implique contradiction : atôme et variété d'action, sont incompatibles ; l'atôme ne comporte que la variété de forme, il peut n'être que noyau dans la crystallisation ; ou d'après Haüy molécule primitive : c'est dans ce cas un être réel.

§. I.er *Du Torpillisme urédiné.*

La cristallisation est régie par le fluide électrique ; c'est l'électricité attractive ou cristallique. La torpille occasionne un engourdissement, c'est l'électricité torpillique. Il y a une troisième électricité qui est métallique et dé-

composante, découverte par Galvani. L'uredo
du choléra asiatique, engourdit ; son caractère distinctif est l'engourdissement. Cet uredo
qui n'a point de nom, serait bien nommé par
uredo torpillique, soit qu'il engourdisse par
sa propriété électrique, ou par sa vénénosité ; il possède à un degré funeste, le
pouvoir d'engourdir. L'engourdissement est
toujours une interruption de la circulation
locale ou générale. Dans le torpillisme de
l'uredo violet, il est général, à la tête près.
Il n'y a pas de moyen plus sûr pour faire
entrer dans la masse de la circulation, les humeurs isolées, en tumeurs congestives nom-
mées engelures, que l'électricité. On devrait
tenter l'électrisation dans le torpillisme. A l'é-
poque de l'invasion, elle pourrait avoir du succès ; mais lorsque le sang a disparu de l'intérieur des veines et des artères, je doute qu'elle
soit capable de former un sang nouveau. L'électrisation est un remède de précaution qu'il est
prudent de ne pas négliger. Les dropax, tant
simples qu'animés par le tartre stibié, réitérés
sur les extrémités, détruiraient le petit nombre
d'uredo envahisseurs, et empêcheraient leur
multiplication. Aucun succès n'ayant été pro-

clamé contre le torpillisme, il faut, malgré l'opposition, avoir recours à la physique pour le combattre.

§. II. *Équation thérapeutique.*

L'équation thérapeutique est une idée lumineuse du docteur Ehnemann, qui brille encore parmi les ténèbres, mais qui doit avoir d'heureux résultats dans la pratique de la mémédecine ; elle est susceptible d'être appliquée au traitement du torpillisme. Il y a trois électricités, comme nous venons de le dire : l'electricité cristallique ou par frottement (1), l'électricité torpillique ou par contact, et l'électricité galvanique ou par rapports. Le choléra étant un engourdissement torpillique qui détruit la circulation dans tous les vaisseaux ; l'électricité crystallique activant la circulation des liquides même dans les vaisseaux les plus dé-

____

(1) *Voir* mon *Essai sur l'Électricité de l'eau.* Une preuve populaire que la crystallisation est due à l'électricité par frottement, est que si l'on casse du furcre dans l'obscurité, le fluide électrique employé à la cohésion des cristaux qu'on désunit, s'échappe en feu.

liés , doit être employée avec succès , lorsque
l'organisation n'est pas complètement déshar-
monisée par les uredo torpilliques violets.

§. III. *Des Pulvinaux typhodes.*

Les uredo typhodes sont les intermittens,
les ictérodes , les scarlatins et la plupart de
ceux dont je n'ai pas caractérisé la couleur ;
les champignons typhodes sont les bubons
noirs, les pétéchies , les miliaires pourprées ,
les pustules blanches à squames brunes. Pulvinaux typhodes , signifie que le calorique est en
excès chez les individus qui sont envahis par ces
pulvinaux : cette sur-abondance de calorique,
persistante , se nomme fièvre en français , et
en espagnol , avec plus de justesse , *calentura.*

Les pulvinaux se détruisent par des topiques, quand ils se bornent à séjourner sur la
peau ; mais lorsqu'ils pénètrent dans les vis-
cères , il faut les combattre par des copieuses
boissons très-acidulées, par les amers, le kali,
l'antimoine, le bore, le quinin, et en dimi-
nuant leur pulvin par les vésicatoires, et même
par les évacuans. Le mercure , le plomb , le
cuivre en font périr quelques-uns.

Mon but n'étant pas de donner une thérapeutique miasmatique , je me restreins à avertir qu'on la trouvera par les équations thérapeutiques ; mais pour y réussir , il faut planer au dessus de l'anatomie , quoiqu'arrivée à sa perfection et au-dessus de la physiologie qui est loin d'y être.

§. IV. *Des Miasmes métalliques.*

J'ai supprimé de ce Cours, ce que j'avais écrit sur les miasmes métalliques ; mon opinion est que les métaux sont d'origine de lichens : elle est fondée principalement sur la reproduction annuelle des paillettes d'or dans la rivière de l'Ardèche , et de celles d'argent dans la rivière d'Argent du département du Var. D'après ma présomption les métaux seraient, dans leur organisation vitale, des lichens transmissibles par des miasmes. L'expérience et les équations thérapeutiques nous prouvent que les miasmes métalliques combattent victorieusement les pulvinaux parasites de l'homme et des plantes.

Il est indispensable que cette partie de la miasmatique soit enseignée dans un cours oral, pour appuyer ses procédés par des expériences directes et frappantes. Cette nécessité est le motif de la suppression de ma digression sur les miasmes métalliques.

FIN.

TABLE

DES MATIÈRES.

—

FIN DE LA TABLE.

IMPRIMERIE DE MIGNERET,

RUE DU DRAGON, N.° 20.